这是一本能
直接问专家问题、呵护女性美

U0629310

科学助力女性的健康，为女性美丽保驾护航

本书将为你配备以下四大资源

♥ 作者视频简介 ……… 付虹医生录制的视频简介，帮助读者更好的了解作者

♥ 在线电子书 ……… 广大女性朋友可以随时在线查阅，科普妇科健康知识

♥ 问专家 ……… 有疑问咨询专家，细心指导答疑，轻松解决后顾之忧

♥ 交流圈 ……… 关注健康热点话题，让读者们畅所欲言，一起交流探讨

简单三步，进入付虹医生告诉你

扫码看妇科健康知识

教你做无炎美丽女人

【电子书·问专家·交流圈】

第一步　　扫码关注"付虹医生告诉你"公众号

第二步　　点击进入界面，自主选择线上服务资源

第三步　　使用线上内容

付虹医生告诉你：无炎的女人最美丽

付虹 著

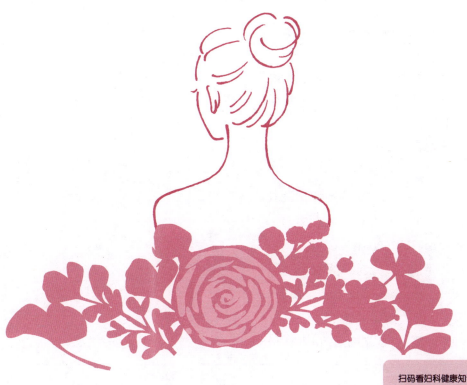

天津出版传媒集团

天津科学技术出版社

扫码看妇科健康知识

教你做无炎美丽女人

【电子书·问专家·交流圈】

图书在版编目（CIP）数据

付虹医生告诉你：无炎的女人最美丽 / 付虹著. --天津：

天津科学技术出版社，2019.5

ISBN 978-7-5576-6220-2

Ⅰ. ①付… Ⅱ. ①付… Ⅲ. ①妇科病－炎症－防治

Ⅳ.①R711.3

中国版本图书馆CIP数据核字（2019）第059330号

付虹医生告诉你：无炎的女人最美丽

FUHONG YISHENG GAOSHU NI WUYAN DE NVREN ZUI MEILI

策划编辑：孟祥刚

责任编辑：方 艳 胡艳杰

出 版：天津出版传媒集团
　　　　　天津科学技术出版社

地 址：天津市西康路35号

邮政编码：300051

电 话：（022）23332695

网 址：www.tjkjcbs.com.cn

发 行：新华书店经销

印 刷：北京市松源印刷有限公司

开本710×1000 1/16 印张15 字数220 000

2019年5月第1版第1次印刷

定价：39.80元

推荐序

我经常在想，什么是大医生？大概是指医德高尚、医术高超、业界翘楚、社会影响力巨大的名医吧。那么，300多万活跃在一线的普通医生，能不能够也成为家喻户晓的"大医生"？我认为可以，但那是一条需要用心浇灌之路。

一直以来，一部分医生依靠坚持不断地深耕科普，在电视媒体上出镜或者创作大部头的科普作品，成为早期的科普名医。在移动互联和自媒体兴起的新时代，大众对医疗行业赋了前所未有的期望值，关于医疗的谣言，对医生的攻击和诋毁声也在各类媒体平台上蔓延，医患关系紧张，医生的社会信任面临不小的挑战。于是，更多的一线医生抱团上路，他们在工作之余放下柳叶刀，拿起键盘和笔，结合各自术业专攻，图文并举、嬉笑怒骂，打造出各自的IP，还集合成了拥有2300多名医生的医疗自媒体联盟。他们打出的口号令人印象深刻："辟谣打天下、科普坐江山，铁肩担道义、专业著文章"。

这个联盟里有一身胆气的，为了给医疗正名，在互联网上横刀立马、冲锋陷阵，与谣言和偏见杀红了眼，可谓伏尸百万。还有人一步一个脚印，一天一篇文章，坚持把科普做成与社会和患者交流的平台，用点点滴滴的温情，润泽着干涸的医患关系。付虹医生，就是一位坚持在医疗自媒体界扎扎实实做科普的女神级人物。微博号、微信公众号、头条号、抖音号……无论是在现实中还是在新媒体各大平台上，付虹医生温润如玉，用通俗的语言将医学知识娓娓道来，人美、歌美、文字也美。拿捏着一口字正腔圆的北京话，不乏北京大姐特有的俏皮活泼，站在你的面前，就是一位可以大胆说"私房话"的贴心闺密。

这些年，我们见证了她在新媒体领域拿奖拿到手软：荣获2016-2017年度搜狐自媒体医生领袖；获得2017年头条问答红人榜；2017年十佳特色自媒体（健康科普类）；2017中国健康科普创新大赛网络人气奖；2017年互联网医疗先锋奖等；2015、2018年度十大健康头条号；2018年金处方奖最具人气创作者奖；第二届中国医疗自媒体联盟大会年度十大原创文章奖等。在我们的心目中，付虹医生就是一位不折不扣的大医生！

在多元价值快速表达和个体权益意识觉醒的当下，对于线下无法马上解决的巨大医疗供需矛盾，线上的科普就显得愈发的功德无量。医疗科普的价值，不仅仅在于浅层次的知识灌输，更重要的是弥补了线下医者与患者必要沟通互动的不足，节给了沟通的时间成本。医疗科普的价值，还在于还原医学的真实性、局限性甚至死亡的残酷性，从而真正提升公众的健康素养。联盟里的另外一位大咖就曾表示，自己每天看几十位病人，却很少有医患矛盾，主要是因为慕名前来的患者本身也是自己个人公众号和微博的读者，从而节约了很多沟通的成本，也事先解决了医患互信的问题。

欣闻付虹医生的新书即将问世，我又在想，医院管理部门和考评机构是否一定要靠SCI论文的发表情况来考评医生的价值？医生一定要通过搞科研、发论文成为"大医生"？

近年来，山西、浙江等地卫生行政主管部门已经意识到这个问题，鼓励医生利用业余时间进行科普创作，评估医生的科普作品的"质与量"的情况，将其纳入医生职业晋升和职称评定的重要参考标准。这真是一个好消息！

期待更多像付虹医生这样的一线医生进入医疗自媒体的队伍，通过医学科普创作来获得更多的职业发展的机会，同时造福网民和患者，最终实现自己的"大医生"之梦，我们乐见其成！

中国医疗自媒体联盟发起人　刘哲峰

目 录

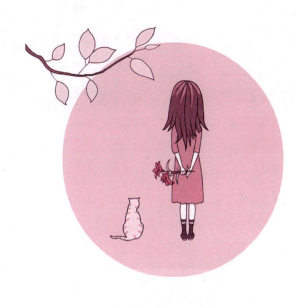

Part 1: 阴道炎

知己知彼，远离这个烦人的『小妖精』

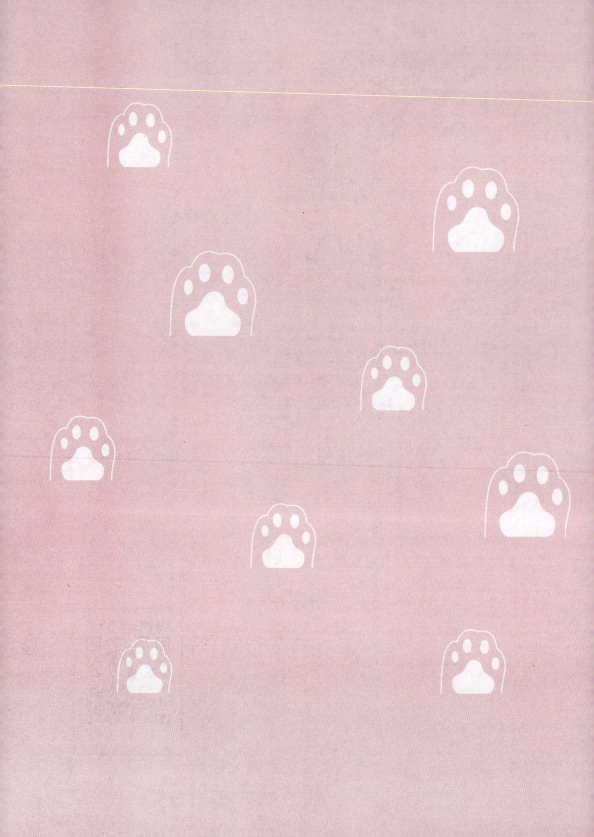

阴道是无菌环境吗

沉鱼落雁，闭月羞花。美得无处藏。

现如今的女性朋友风姿绰约，不仅拥有亮丽的外表，也具有智慧豁达的胸襟。她们不仅上得厅堂，也下得厨房；她们不仅在工作中独当一面，而且在家庭中扮演着相夫教子的贤妻良母的角色。

可是私处的"难言之隐"——瘙痒和白带异味一旦出现，不仅会给女性朋友的身体带来困扰，也会影响女性朋友的好心情和自信心。

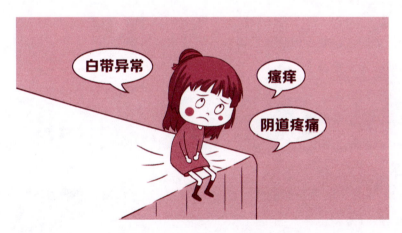

外阴及阴道炎症是妇科最常见的疾病，各年龄组的女性均可发病。知己知彼，百战不殆。要了解和辨别外阴及阴道炎，首先要熟悉她们的环境。

宝宝心里苦，宝宝不说，我来说。先看看外阴阴道所处的位置，前有尿道，后有肛门，局部潮湿，易受污染；金风玉露一相逢，过度爱爱也不宜！生育年龄的女性性生活频繁，且外阴阴道是分娩、宫腔操作的必经之道，容易受到损伤以

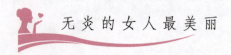

及外界病原体的侵袭。

 婴幼儿宝宝和绝经后的女性朋友是不是就逃过一劫了

不是！婴幼儿宝宝及绝经后的女性雌激素水平低，局部抵抗力下降，也易发生感染。

外阴及阴道炎可单独存在，也可同时存在。

阴道是男女鱼水之欢的地方，是性交器官，也是月经血排出及胎儿娩出的通道。阴道位于真骨盆下方中央，为一上宽下窄的管道，前壁长7～9cm，与膀胱和尿道相邻；后壁长10～12cm，与直肠贴近。上端包绕宫颈阴道部，下端开口于阴道前庭后部。

阴道是无菌环境吗

理想中应该是的，但是我们都知道："水至清则无鱼"，阴道的环境也是一样的，所以答案是否定的。

1. 女性生殖道是对外开放的环境

里面的微生物如下。

（1）细菌：需氧菌、厌氧菌、G^+（革兰氏阳性）、G^-、杆状、球状、弧菌等。

（2）真菌（就是我们俗称的霉菌）：白假丝酵母菌、光滑假丝酵母菌、近平滑假丝酵母菌。

（3）原虫：滴虫、阿米巴。

（4）非特异感染：衣原体、支原体。

（5）病毒、螺旋体等。

2. 阴道微生态环境的"卫士"——乳酸杆菌

有人的地方就有江湖，有微生物聚集的地方，也是江湖。在江湖上就要遵守江湖的规矩。阴道内的这些微生物之间相互制约、相互作用，有层次、有秩序地定植于阴道黏膜上皮。在正常状态下，阴道内厌氧菌和需氧菌的比例为10：1，二者处于动态平衡。

在众多的微生物中，兼性厌氧的乳酸杆菌是育龄期健康女性阴道内的优势菌，也可以被称为阴道微生态环境的"卫士"或者"盟主"。她对维持阴道微生态的健康、预防阴道感染起到了重要的作用。

（1）乳酸杆菌的样子。

乳酸杆菌为革兰氏阳性杆菌，无芽孢，细长弯曲或呈球杆状、杆状，单个、成双或链状，无动力，微需氧或兼性厌氧，但在厌氧环境下生长最好，最适宜的温度为35～38℃。

（2）乳酸杆菌的作用机制。

1）分解糖原，维持阴道pH值为3.8～4.5的酸性环境。

2）产生多种抑菌物质：乙酸、16–18碳脂肪酸、H_2O_2、乳酸菌素、硬脂酸等。

3）竞争黏附：也称占位性保护。

4）竞争营养物：大量定植于阴道的乳酸杆菌营养处于竞争优势状态，利用阴道上皮细胞中的糖原，减少其他菌群的碳源供应，通过竞争营养物而干扰一些厌氧菌如白色假丝酵母菌（白色念珠菌）的生长。

5）刺激免疫系统。

乳酸杆菌通过产乳酸，分泌细胞素、表面活性物质、H_2O_2等多种抗菌成分等抑制致病微生物生长，同时通过竞争黏附机制阻止致病微生物黏附于阴道上皮细胞，并刺激免疫系统，维持阴道微生态平衡。

3. 阴道的自净作用

在维持阴道微生态平衡中，乳酸杆菌、雌激素及阴道pH值起重要作用。生理情况下，雌激素使阴道上皮变厚并增加细胞内糖原含量，阴道上皮细胞分解糖原为单糖，阴道乳酸杆菌将单糖转化为乳酸，维持阴道正常的酸性环境（pH值为3.8～4.5），抑制其他病原体生长，称为阴道的自净作用。

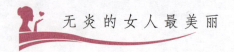
出现外阴瘙痒、白带异常应该查什么

外阴及阴道炎症的共同特点

阴道分泌物（白带）增多及外阴瘙痒。

除外阴阴道炎外，子宫颈炎、盆腔炎等疾病也可导致阴道分泌物增多，因此，出现外阴瘙痒及阴道分泌物增多，应做全面的妇科检查。

阴道分泌物的评定

表1 阴道分泌物的评定（传统方法）

清洁度	杆菌	球菌	上皮细胞	白细胞	临床意义
I	++++		++++	0~5个/HP	正常
II	++		++	5~15个/HP	大致正常
III		++		15~30/HP	提示有炎症
IV		++++		>30个/HP	多见于重度感染

诊断阴道微生态的方法

因为临床上能够明确诊断的以及不明原因的阴道炎症，都存在不同程度的阴道微生态失调，所以阴道微生态评价体系应运而生。

　　阴道微生态评价体系是通过阴道菌群的密集度、多样性、优势菌、机体炎性反应和原因菌形态学5个方面，并结合阴道pH值及过氧化氢、白细胞酯酶等功能指标对阴道微生环境进行全面评价。

　　当阴道菌群的密集度为Ⅱ～Ⅲ级，多样性为Ⅱ～Ⅲ级，优势菌为乳酸杆菌，清洁度为Ⅰ度，乳酸杆菌功能正常（即H_2O_2阳性）、阴道pH值<4.5时，定义为阴道微生态正常。

　　当密集度、多样性、优势菌、炎性反应、pH值及过氧化氢功能中的任何一项出现异常，可诊断为微生态失调。

付虹医生微课堂

恢复阴道正常微环境的方法及措施

　　原则：缺什么补什么！

　　对阴道感染采用抗生素治疗后，及时应用乳酸杆菌微生态制剂补充阴道中的乳酸杆菌，调整和恢复阴道微生态平衡，对巩固治疗、预防复发有着一定的作用。

扫码问专家
细心指导答疑
为你排忧解难

霉菌性阴道炎

霉菌性阴道炎，学名：外阴阴道假丝酵母菌病，简称"VVC"。

阴道是一个对外开放的环境，寄生的微生物种类繁多，主要的益生菌是乳酸杆菌，不能破坏其酸性的微生态环境。

而霉菌（白假丝酵母菌）只是个过客，为机会致病菌，10%～20%非孕妇女及30%孕妇阴道内寄生此菌，但菌量极少，并不会引起症状。

我们可以这样理解，乳酸杆菌就是阴道的"卫士"，只要有"卫士"存在，数量少的霉菌就掀不起大风浪。

霉菌性阴道炎的好发情况

（1）应用广谱抗生素、妊娠、糖尿病、大量应用免疫抑制剂及接受大量雌激素治疗者。

长期应用抗生素，抑制乳酸杆菌生长，有利于霉菌繁殖；妊娠及患有糖尿病时，机体免疫力下降，阴道组织内糖原增加，有利于霉菌生长。大量应用免疫抑制剂，如皮质醇激素，机体抵抗力低。

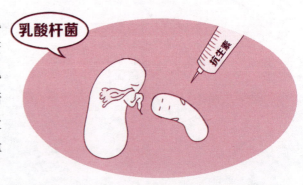

乳酸杆菌

抗生素

（2）穿紧身化纤或潮湿的内裤以及肥胖，可使会阴局部温度及湿度增加，霉菌易于繁殖，引起感染。

（3）口服避孕药与雌激素，雌激素含量高的口服避孕药会导致假丝酵母菌（霉菌）聚集率上升。因为初潮前的女性和绝经后女性的雌激素处于低水平，初潮前的女性很少发病，绝经后的女性发病率呈下降趋势。

（4）使用宫内节育器（IUD）、阴道隔膜或避孕套者的假丝酵母菌携带率增高。

🌹 传播途径

霉菌性阴道炎主要表现为内源性感染，霉菌除作为条件致病菌寄生于阴道外，也可寄生于人的口腔、肠道，一旦条件适宜便可引发感染，这三个部位的霉菌可以互相传染；少部分患者可以通过性生活直接传染；极少数患者可以通过接触感染的衣物间接传染。

🌹 临床表现

外阴瘙痒、灼痛、性交痛以及尿痛，部分患者分泌物增多，分泌物为白色稠厚呈凝乳或豆腐渣样。

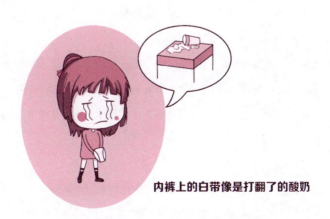

内裤上的白带像是打翻了的酸奶

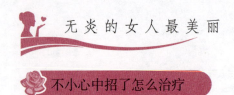

🌹 不小心中招了怎么治疗

（1）消除诱因：若有糖尿病应给予积极治疗，及时停用广谱抗生素、雌激素及皮质类固醇激素（肾上腺糖皮质激素）。勤换内裤，用过的内裤、盆及毛巾均应用开水烫洗。

（2）单纯VVC的治疗：散发或非经常发作的VVC可以选择短疗程局部用药方案（单剂量和1～3天治疗方案）。局部用药可选用咪康唑栓剂（100mg，1粒/天，共7天；或200mg，1粒/天，共3天；或1200mg，1粒/天，共1天）；克霉唑栓剂0.5mg，1粒/天，共1天；制霉菌素阴道片10万U，1片/天，共14天。

（3）对不能耐受局部用药者、未婚妇女及不愿采用局部用药者，可选用口服药物，常用药物：氟康唑150mg，1片，单次口服。

（4）复发性VVC（RVVC）的治疗：每年发作4次或4次以上的患者。发病机制不清，大部分患者无明显的易感因素或潜在性疾病。

处理：进行阴道培养以证实临床诊断并鉴定不常见菌种（包括非假丝酵母菌），特别是光滑假丝酵母菌。光滑不形成假菌丝或菌丝，在显微镜下难以辨认。常规的抗真菌治疗对这些菌株的疗效不如白假丝酵母菌。

治疗：白假丝酵母菌引起RVVC的每次发作，对短期口服或局部应用咪唑类药物有效，需要延长初始治疗时间【如局部治疗7～14天，或口服氟康唑100mg、150mg或200mg，3天1次，共3次（即1、4、7天各1次）】，使真菌学检查转阴，然后再进行抗真菌维持治疗。

维持疗法：口服氟康唑（100mg、150mg或200mg），每周1次，维持6个月是一线治疗。如果该方案不可行，可考虑间歇局部维持治疗方案。

（5）妊娠合并霉菌性阴道炎的治疗：只能局部应用咪唑类药物。推荐妊娠期VVC的用药疗程为7天。

（6）性伴侣需要治疗吗？

单纯性VVC通常不通过性交传播，没有资料支持需要对性伴侣进行常规治疗，对有症状的男性应进行霉菌检查及治疗，少数男性伴可发生龟头炎，其特点是龟头发红，并伴有瘙痒或刺激症状，外用抗真菌剂可缓解症状。

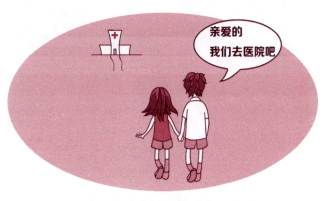

（7）严重VVC的治疗：即广泛的外阴红斑、水肿、抓痕和皲裂，对短疗程局部或口服治疗临床反应差。

推荐局部咪唑类用药7～14天或氟康唑150mg，连续给药2次（首次服药后72小时加服1次）。

治疗后真菌检查阴性，体检也不再有充血水肿的表现，却还存在外阴瘙痒的症状。这可能与霉菌性阴道炎的疾病特点有关，本病虽是急性炎症，但同时多伴有即时的或迟发的变态反应，这在许多基础研究中都已被证实，因此，这时的瘙痒可能与变态反应没有完全消除有关，可以外用一些抗过敏的低浓度激素软膏，以达到止痒的目的。

付虹医生微课堂

预防霉菌性阴道炎的小窍门

每天清洗外阴，保持外阴干燥，穿纯棉、透气的内裤，经期勤换卫生巾，避免阴道处于潮湿的环境，不自行灌洗阴道，没有用药指征不随意口服抗生素。

细菌性阴道病：对怀孕危害最大的阴道炎

阴道分泌物根据清洁度分为I度、II度、III度，I度、II度大多提示正常，III度提示炎症。

但是也有例外，清洁度为I度的阴道炎也是存在的，这种阴道炎就是细菌性阴道病（bacterial vaginosis，BV）。大家不要小看了这种阴道炎，因为它可以导致多种并发症，是对怀孕危害最大的阴道炎。

健康育龄女性阴道内占优势地位的是乳酸杆菌，它是维持阴道微生态健康的"卫士"或者"盟主"，"盟主"被替代的结果是什么？

阴道这个江湖必然大乱！细菌性阴道病就发生了，本病就是一种由于阴道内正常的产H_2O_2的乳酸杆菌被高浓度的厌氧菌（如普雷沃菌、动弯杆菌）、阴道加德奈菌、溶脲脲原体、支原体和许多难培养或无法培养的厌氧菌替代而导致的多种微生物群改变的临床综合征。但临床及病理特征无炎症改变。

发病因素

细菌性阴道病经常发生于性活跃年龄的女性，更常发生于较早开始性生活、有多个性伴侣以及曾有或伴有性传播疾病的女性，在有多个性伴侣女性中发病率最高，在无异性接触史的女性中发病率最低。

细菌性阴道病的发病因素包括：多性伴侣、阴道冲洗、吸烟、种族因素、宫内放置节育器、口交、过早开始性生活、经期性生活、同性间性生活。

临床表现

（1）症状：10%～40%无症状，有症状者主要表现为阴道分泌物增多，有鱼腥臭味，尤其在性生活后加重，可伴有轻度外阴瘙痒或烧灼感。分泌物呈鱼腥臭味是由于厌氧菌在繁殖的同时可产生胺类物质所致。

（2）体征：检查见阴道黏膜无充血的炎症表现，分泌物特点为灰白色、均匀一致、稀薄，常黏附于阴道壁，但黏度很低，容易将分泌物从阴道壁拭去。清洁度多为I度。

并发症

盆腔炎、早产、妇科术后感染、不育和流产、宫颈癌、低出生体重儿、HIV感染（患者阴道pH值高达5.5时，会严重减弱中性粒细胞吞噬作用和对趋化性刺激的反应，增加异性间HIV传播和易感性）、新生儿感染、产褥感染。

诊断标准

无症状者易被忽视，以下4项中符合3项者即可诊断为BV，其中线索细胞呈阳性为必备条件。

（1）阴道分泌物为均匀一致的稀薄白带。

（2）阴道pH值大于4.5（由于厌氧菌产胺所致）。

（3）胺试验呈阳性，取少量阴道分泌物于玻璃片上，加入10%氢氧化钾液1～2滴，若产生一种烂鱼样腥臭味即为阳性。

（4）线索细胞呈阳性，悬滴法在高倍显微镜下见到20%以上的线索细胞。线索细胞表面黏附大量颗粒状物（即加德纳菌等），使细胞边缘不清。

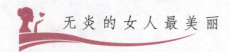

治疗指征

（1）有症状患者，不推荐常规治疗性伴侣。

（2）妇科手术前。

（3）有症状的孕妇。

治疗方案及注意事项

（1）甲硝唑400mg，口服，2次/天，共7天；或0.75%甲硝唑凝胶5g，涂药器阴道内给药，1次/天，共5天；或2%克林霉素乳膏5g，睡前阴道内给药，共7天。

甲硝唑治疗期间及用药后24小时内，应避免饮酒，以减少发生双硫样反应的可能。

替代方案：替硝唑2g，口服，1次/天，共3次；或替硝唑1g，口服，1次/天，共5天。用药后72小时内，应避免饮酒，以减少发生双硫样反应的可能。

（2）妊娠期应用甲硝唑需采用知情同意原则。国外多项研究证明，妊娠期使用甲硝唑与新生儿致畸和突变效应无相关性，但是我国甲硝唑的说明书上注明孕期禁用。

（3）治疗性伴侣不降低复发率，无须常规治疗，但对反复发作或难治性BV患者应同时治疗性伴侣。

（4）同性恋BV患者性伴侣BV发生率增高。

（5）BV复发较常见，对症状持续或症状重复出现者，应及时就诊，接受治疗。

随访

（1）无症状：不需随访。

（2）有症状：及时随访检查并鉴别BV复发、BV未愈、非BV性阴道炎。

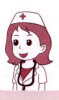

付虹医生微课堂

女性朋友们应该重视这种阴道炎，尤其是当你们准备怀孕、已经怀孕和手术时，如果出现了细菌性阴道病，就一定要及时治疗。

扫码问专家
细心指导答疑
为你排忧解难

婴幼儿阴道炎：4岁的女童也得阴道炎

　　米女士的女儿琪琪今年4岁了，最近琪琪总是说自己的羞羞处疼痛，米女士连忙带琪琪来妇科门诊看病。

　　我给琪琪检查后发现，琪琪的外阴和阴道黏膜充血、红肿，外阴的皮肤有抓痕，并有白色的、稠厚的、有异味的分泌物流出。用棉签蘸取适量的稠厚分泌物送检，结果提示：霉菌性阴道炎。

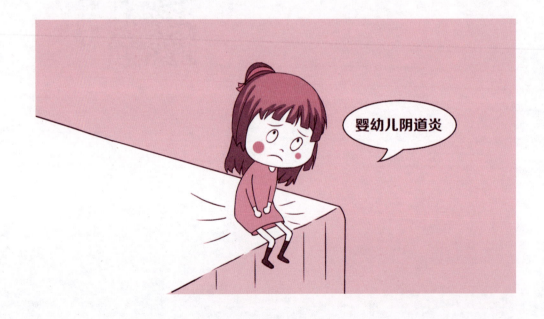

知道自己的女儿得了阴道炎，米女士很奇怪，不明白为什么女儿这么小却得了阴道炎？阴道炎不是有性生活的女性才容易得的疾病吗？

经过仔细询问琪琪的生活习惯，我找到了原因。

米女士2周前刚刚得了霉菌性阴道炎，而琪琪的内裤却是经常和米女士的内衣裤放在同一个盆里清洗。

婴幼儿阴道炎常见于5岁以下儿童，多合并外阴炎，主要是与婴幼儿局部解剖特点有关，其外阴发育差，不能遮盖尿道口及阴道前庭，细菌容易侵入，易发生阴道炎；出生后，随着年龄的增长，女童体内的雌激素逐渐被代谢，阴道上皮失去了雌激素的影响，阴道黏膜变薄，上皮内糖原减少，自净作用明显减弱，此时阴道内的益生菌——乳酸杆菌极少。另外，婴幼儿外阴不清洁，易被大小便污染。

婴幼儿卵巢尚未分泌雌激素，也未接受雌激素治疗，阴道内pH值较高，不适合霉菌（假丝酵母菌）生长，所以婴幼儿霉菌性阴道炎的发生率较低。但是患有霉菌性阴道炎的家长将自己的衣物与女童的衣裤一起清洗，就容易使女童患上霉菌性阴道炎。

治疗方法就是给琪琪口服抗真菌的药物以及在阴道口处涂抹抗真菌的药膏。

▲ 扫码进交流圈
看热点聊健康

付虹医生微课堂

婴幼儿外阴阴道炎的预防

（1）注意保持婴幼儿外阴清洁和干燥。小婴儿使用尿布，最好选择柔软、透气好的纯棉制品，少用或不用"尿不湿"；大小便后要及时更换尿布，每天坚持清洗外阴，擦洗时要注意自上而下擦拭干净尿道口、阴道口及肛门周围，并轻轻擦拭干净阴唇及皮肤皱褶处；皮肤如有皲裂，应涂擦无刺激性的油膏。

（2）尽早穿封裆裤，尽量不让孩子在地板上坐卧；衣服要柔软、宽松、舒适，少穿或不穿紧身裤、高筒袜等。

（3）要重视大小便后的清洁，特别是小便后，应用质量有保证的柔软的卫生纸擦拭尿道口及周围。注意小便的姿势，避免由前向后流入阴道。大便后应用清洁的卫生纸，由前方向后方擦拭，以免将粪渣擦拭进阴道内。

（4）婴幼儿的浴盆、毛巾等生活用品要固定，专人专用，避免与其他人交叉感染。

老年性阴道炎：绝经了，怎么私处还闹病

妇科门诊，65岁的程阿姨因为外阴瘙痒、白带发黄就诊，经过查体和化验分泌物，结果显示程阿姨得了老年性阴道炎。

"付医生，您说我都这么大岁数了，我和老伴一年也没有几次性生活，怎么还得了年轻的小媳妇们才得的阴道炎？我都没法见人了。其实我私处不舒服都好几个月了，可是一想到妇科都是年轻的已婚女性看病的地方，就忍到了现在。"程阿姨不好意思地说。

一提到私处的炎症，比如阴道炎、宫颈炎和盆腔炎，女性朋友们首先想到的是因性生活过频或者由不洁的性生活引起的。如果在妇科看病查出了私处的炎症，年轻的女性朋友也会主动和我们医生分析原因，是不是住外面的旅馆不够干净引起的？是不是家里养的小猫小狗引起的（小猫小狗是躺着也中枪啊，冤枉）？是不是游泳、泡温泉引起的？

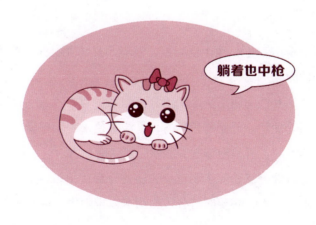

躺着也中枪

总之，一定要让医生知道，自己是一个清白和洁身自好的女子。但是作为妇科医生，我只能很负责任地告诉您，我们再专业也无法判断出您私处的炎症到底是从哪儿来的。

即使是滴虫性阴道炎，性交直接传播是其主要的传播方式。我们医生也不能肯定您就是因性生活传染引起的，因为还有经公共浴池、浴盆、浴巾、坐式便器、衣物、污染的器械及辅料等其他方式传播。

文中的程阿姨，为什么年纪大了、性生活也不如年轻人频繁了，还会得阴道炎？这更说明了敌人的狡诈，阴道炎的种类繁多，除了性生活，很多因素会引起阴道炎。老年性阴道炎常见于自然绝经及卵巢去势后的女性，主要症状为阴道分泌物增多、外阴瘙痒及灼热感。

在维持阴道微生态平衡中，乳酸杆菌、雌激素及阴道pH值起重要作用。生理情况下，雌激素使阴道上皮变厚并增加细胞内糖原含量，阴道上皮细胞分解糖原为单糖，阴道乳酸杆菌将单糖转化为乳酸，维持阴道正常的酸性环境（pH值为3.8~4.5），抑制其他病原体生长，称为阴道自净作用。

如果雌激素不足了呢？绝经后卵巢功能衰退，雌激素水平就会降低，从而使得阴道黏膜萎缩变薄，阴道内上皮内糖原含量减少，阴道pH值上升，抵抗力变薄弱，杀灭病原体的能力降低，致病菌容易侵入，从而导致老年性阴道炎。

发病的诱因

不注意外阴清洁卫生、性生活频繁、营养不良（尤其是维生素B缺乏）等常为本病发病的诱因。

表现同育龄期女性的阴道炎，阴道分泌物增多为本病的主要特征，常伴有外阴瘙痒、灼热感等症状。分泌物较稀薄，呈淡黄色，由于感染的病原体不同，因此分泌物的性状不同，可呈泡沫状、脓状，或带有血性。

绝经后出现血性分泌物除了阴道炎，还要警惕宫颈癌、子宫内膜癌等，需要常规行宫颈细胞学检查，必要时行分段诊刮术以排除生殖道肿瘤。

治疗就是抑菌和提高机体抵抗力

　　我给程阿姨开了抗菌的药物。增加抵抗力方面采用"缺什么补什么"原则，因为老年性阴道炎就是缺乏雌激素所致，所以我给程阿姨开了外用的天然雌激素软膏。在饮食方面，建议程阿姨高蛋白饮食，补充维生素B及维生素A，有助于阴道炎的消退。经过药物控制和饮食调理，2周后程阿姨过来复查时，她的症状已经消失，阴道炎已经痊愈。

▲　扫码进交流圈
　　看热点聊健康

可以吞噬精子的滴虫性阴道炎

滴虫性阴道炎深深地困扰着许多育龄妇女，不仅给女性朋友带来了身体上的不适，也在女性朋友的心理留下了阴影，影响了工作和社交。当然，这种疾病还会导致不孕。下面我就用问答的方式给大家介绍一下这个疾病。

1. 阴道是无菌环境吗

答：不是，阴道是一个对外开放的环境，寄生的微生物种类繁多，主要的益生菌是乳酸杆菌，不能破坏阴道酸性的微生态环境。

2. 滴虫到底是什么虫？适宜在什么环境下生长

答：阴道毛滴虫适宜在温度为25～40℃、pH值为5.2～6.6的潮湿环境中生长，在pH值为5以下或7.5以上的环境中则不生长。

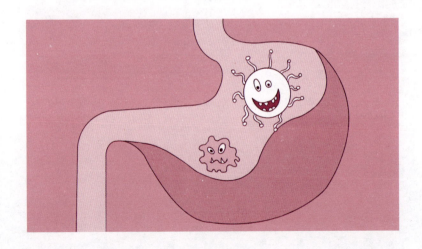

3. 滴虫性阴道炎容易发生在月经期的哪个时期

答：月经前后，阴道pH值发生变化，月经后接近中性，故隐藏在腺体及阴道皱襞中的滴虫于月经前后得以繁殖，引发炎症。

4. 主要的传播方式

答：经性生活直接传播是主要的传播方式。由于男性感染滴虫后常无症状，易成为感染源。其他方式为经公共浴池、浴盆、浴巾、游泳池、坐式便器、衣物、污染的器械及辅料等传播。

5. 主要症状是什么

答：25%～50%的患者感染初期无症状。主要症状是阴道分泌物增多及外阴瘙痒，间或有灼热、疼痛、性交痛等症状。

6. 阴道分泌物有什么特点

答：分泌物的典型特点为稀薄脓性、黄绿色、泡沫状、有臭味。

7. 瘙痒的部位在哪

答：瘙痒的主要部位为阴道口及外阴。

8. 合并尿道感染，会有什么症状

答：可有尿频、尿痛，有时可见血尿。

9. 阴道毛滴虫的威力有多大

答：阴道毛滴虫可以吞噬精子，并能阻碍乳酸的生成，影响精子在阴道内存活，可致不孕。

10. 治疗为什么多为全身用药（口服用药）

答：因滴虫性阴道炎可同时有尿道、尿道旁腺、前庭大腺滴虫感染，治愈此病，需要全身用药。

11. 主要治疗药物是什么

答：主要药物为甲硝唑及替硝唑。初次治疗可选择甲硝唑2g，单次口服；或替硝唑2g，单次口服；或甲硝唑400mg，每日2次，连服7日。

12. 服药后有什么不良反应

答：服药后偶见胃肠道反应，如食欲减退、恶心、呕吐。

13. 出现哪种情况需要停药

答：偶见头痛、皮疹、白细胞减少等，一旦发现，立即停药。

14. 性伴侣需要治疗吗

答：滴虫性阴道炎主要为性行为传染，性伴侣需要同时治疗。患者及性伴侣治愈前应避免无保护性交。

《2015年美国疾病控制和预防中心关于阴道炎症的诊治规范》中特别强调：同时治疗所有性伴侣是使患者症状得到缓解，达到微生物学治愈以及预防滴虫传播与再感染的关键。并建议滴虫性阴道炎患者应行包括HIV在内的其他STD（性传播疾病）如沙眼衣原体、淋病奈瑟菌的检测。

15. 妊娠期滴虫性阴道炎可导致什么不良后果

答：可导致胎膜早破、胎儿早产以及低出生体重儿。

16. 应用甲硝唑、替硝唑有哪些重要的注意事项

答：治疗期间禁酒，哺乳期用药不宜哺乳。母亲在接受甲硝唑2g顿服治疗后，应推迟母乳喂养12～24小时。

17. 最有效的预防是什么

答：绝大部分滴虫是必须经过体液才能传播的，坚决避免无保护性性生活（在性交时坚持正确使用避孕套）是预防滴虫性阴道炎及所有性传播感染非常有效的方法；男性性伴侣行包皮环切术一定程度上可降低阴道毛滴虫感染的风险；不建议行阴道冲洗，因为该方法可能增加包括毛滴虫在内的阴道感染风险。

付虹医生微课堂

如果患上了滴虫性阴道炎，您必须进行及时有效的治疗，避免复发，做好预防！

喝酸奶可以预防和治疗阴道炎吗

妇科门诊，诊断为阴道炎的乔乔诧异地问我，她平时十分注意私处的清洁，每天都用进口的清洁液灌洗私处，为什么还会得阴道炎？而且只要出现了私处瘙痒，她就会积极地口服抗生素，为什么瘙痒却越来越重？难道口服抗生素不对吗？阴道为什么这么娇气？

"水至清则无鱼"，女性阴道并不是无菌的环境，而是一个复杂的微生态体系，健康女性的阴道中寄生着50多种微生物，包括：乳酸杆菌、双歧杆菌、拟杆菌、肠球菌、表皮葡萄球菌、链球菌、棒状杆菌、大肠杆菌、韦荣球菌、消化链球菌、加德纳菌以及除了细菌以外的原虫、病毒、支原体和白假丝酵母菌等，其中以专性厌氧菌为主。

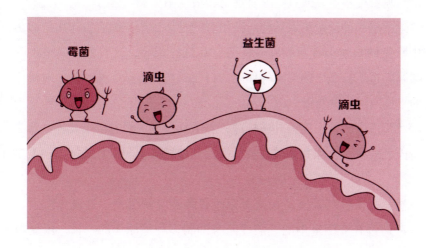

这些小生命主要寄居于阴道四周的侧壁黏膜上，它们之间相互制约、相互作用。

其中，占优势地位的是乳酸杆菌它对维持微生态的健康、预防阴道感染起到了重要作用。

乳酸杆菌能够通过产乳酸分泌细胞素、表面活性物质、H_2O_2等多种抗菌成分等抑制微生物的生长，同时通过竞争黏附机制阻止致病微生物黏附于阴道上皮细胞，并刺激免疫系统维持阴道微生态平衡而发挥保护阴道的作用。

乳酸杆菌对头孢类等不同抗生素的敏感性存在差异，而对青霉素很敏感。用于治疗细菌性阴道病的克林霉素软膏对阴道乳酸杆菌有抑制作用。

万古霉素、多西环素和甲硝唑对乳酸杆菌无明显抑制作用。所以预防阴道炎就是不要随意使用抗生素，如果出现了外阴瘙痒、白带异常，应去正规的医院就诊，因为不同种类阴道炎的用药是不同的。

风靡一时的"洗洗更健康"的广告至今仍然深入人心，但是很多报道表明，阴道冲洗增加了患盆腔炎、异位妊娠、早产及其他妇科疾病的发病率。所以洗洗更不健康，乔乔这种错误的灌洗阴道的方式应该及时纠正。

听到我说阴道内也有益生菌，乔乔马上问既然菌群紊乱会引发阴道炎，喝酸奶有帮助吗？可不可以通过喝酸奶预防和治疗阴道炎？

益生菌是一种适量摄取后会对饮用者的身体健康发挥有益作用的活菌，现在酸奶中常见的益生菌有嗜酸乳酸杆菌、双歧杆菌等，这些菌有调整肠道菌群平衡、抑制肠道不良微生物增殖等作用，口服酸奶等含益生菌食品，对维持肠道微生态的平衡有一定的帮助。

女性阴道内的益生菌为乳酸杆菌，乳酸杆菌属主要有以下几种：卷曲乳酸杆菌、詹氏乳酸杆菌、加塞乳酸杆菌、惰性乳酸杆菌、阴道乳酸杆菌、干酪乳酸杆菌等。

当然，外源性的补充益生菌可以改善和治疗阴道炎，这就是微生态疗法。这种方法通过补充阴道中的乳酸杆菌来抑制多种病原体的生长，恢复阴道的微生态平衡。

　　酸奶含有乳酸菌，食用冷的酸奶可以缓解阴道瘙痒或灼烧感。

　　一个前瞻性研究的结果显示：蜂蜜和酸奶的混合制剂具有极高的临床治愈率和合理的菌药治愈率。它可以作为抗真菌药物的补充或替代物，尤其对怀孕期的VVC患者有用。

　　但是不能使用添加糖的酸奶进行阴道感染治疗，这会使感染恶化以及不适感加重。而且它不像传统抗真菌治疗那样能迅速缓解疼痛，急症不建议使用。

▲ 扫码进交流圈
看热点聊健康

吃糖过多，会导致妇科炎症吗

心情不爽时，男性大多会借酒消愁，打算"一醉解千愁"，虽然结果多是"举杯消愁愁更愁"。女性会吃些甜食，当然还有买包，因为"包治百病"。

这里只说甜食，研究显示，甜食会激活大脑中的多巴胺神经元，使人兴奋；甜食能提高脑中5-羟色胺水平，有助于缓解压力，给人带来愉悦感和幸福感。这样看来，吃巧克力会有爱情的甜蜜感也就不足为奇了。

当然了，糖作为为人体的生命活动和生长发育提供能量、参与机体代谢活动和物质合成的物质，愉悦感和幸福感只是它对人类额外的馈赠。

花开生两面，适量地食用糖对健康是有利甚至必须的，但是过犹不及，食糖过多会影响糖脂代谢，使尿酸水平升高，增加血管压力。食糖过多者发生肥胖、糖尿病、脂肪肝、痛风、高血压、心脏病和卒中的概率升高。此外，食糖过多还会损害认知功能，增加患癌症的风险，影响钙质代谢。

限糖呈趋势，WHO和美国农业部2015年膳食指南咨询委员会建议游离糖摄入量不超过总热量摄入的10%，推荐目标是5%以下。

吃糖多会不会导致女性私处的炎症呢

目前的研究没有定论。但是可以肯定的是，70%~75%的女性一生中至少感染一次外阴阴道假丝酵母菌病（VVC，霉菌性阴道炎），40%~45%的女性经历过外阴阴道假丝酵母菌病复发。

霉菌性阴道炎有什么症状？相信得过此病的人都深受其苦并牢牢记得，外阴瘙痒、白带增多，甚至私处灼痛、性交痛和排尿痛。

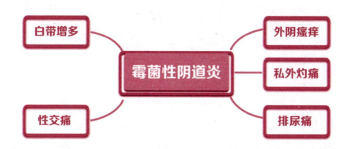

严重的病例则外阴、阴唇局部水肿、充血，出现皲裂。

而糖尿病患者假丝酵母菌（霉菌）定植率增高，未控制的糖尿病患者有症状的霉菌性阴道炎发病率增高。

相比于糖尿病其他的严重的并发症，私处的这个霉菌性阴道炎简直是太小儿科了，不值得一提，相信很多女性朋友会这样说。

作为专业的妇科医生，我还是要负责任地告诉大家。一方面，未控制的糖尿病患者患霉菌性阴道炎，对短期治疗反应差，需要延长（7~14天）常规的抗真菌治疗；另一方面，对糖尿病患者霉菌性阴道炎的预防，积极控制好血糖就是最好的预防。

付虹医生微课堂

没有数据表明吃糖多会导致女性私处的炎症，但糖尿病患者假丝酵母菌（霉菌）定植率增高，未控制的糖尿病患者有症状的霉菌性阴道炎发病率增高。

口服避孕药会导致女性私处感染吗

我看到某都市报新闻中报道"某女因过度服用避孕药导致身体感染"，跟帖者无数，很多朋友因此对口服避孕药是否导致私处感染产生疑义，那么，口服避孕药到底会不会导致或者诱发女性私处感染呢？我查阅了文献，总结如下。

（1）外阴炎、前庭大腺炎、外阴丹毒、外阴糜烂和湿疹、外阴接触性皮炎的病因和诱因中均未提到口服避孕药。

（2）阴道炎。目前的研究表明，细菌性阴道病、滴虫性阴道炎、需氧菌性阴道炎的病因和诱因中均未提到口服避孕药。

含高剂量雌激素的口服避孕药会增加外阴阴道假丝酵母菌病（霉菌感染）的发病率，因为雌激素增高为阴道局部假丝酵母菌的生长提供了高浓度糖原，雌激素还可以增加假丝酵母菌黏附到阴道黏膜上皮细胞的能力。

但是未发现口服低剂量雌激素避孕药增加外阴阴道假丝酵母菌病（霉菌感染）的发病率。口服避孕药与复发性外阴阴道假丝酵母菌病（霉菌感染）发病率增加有关。

（3）宫颈炎。目前的研究表明病因和诱因中均未提到口服避孕药。

（4）盆腔炎。综合12篇流行病学研究报道，服用短效口服避孕药者与不用者相比，盆腔炎的发病率减少，可能是孕激素作用使宫颈黏液变为黏稠，形成栓子，不利于微生物上行。

复方口服避孕药（COC）自20世纪60年代问世以来，迄今已经40年，近亿名妇女正在使用，主要是在发达国家，而曾经服用COC者已经达数亿。复方口服避孕药除了可以避孕，还可以为女性身体带来以下的益处。

增加夫妻间的性和谐，稳定家庭生活

与避孕套、安全期避孕、禁欲或体外排精等方法比较，COC与性生活无关，从而增加夫妻间的性和谐，稳定家庭生活。COC是女用的，女性朋友可以主动掌控生育意愿。可以保护女性生殖健康，提高女性在家庭和社会中的地位。

预防意外妊娠

由于其高效避孕，正确服用后的失败率几乎为0，因此可以预防异位妊娠（宫外孕）。不像使用宫内节育环，妊娠失败后宫外孕的发生率增加。

防止缺铁性贫血

月经过多是一种病理状态，是引起贫血的常见原因。COC中的孕激素会抑制子宫内膜增生，服药者子宫内膜薄，所以撤退性出血的血量较少。

预防子宫内膜癌和卵巢上皮癌

据统计，服用COC可以减少上述两种癌症的风险各40%以上，而且这种保护作用随着使用时间延长而增加。

治疗功能失调性子宫出血和控制周期

对于月经周期不规则、出血量多且出血期长者，排除器质性病变后，可用COC控制周期，同时使出血量减少，出血时间缩短。

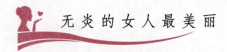
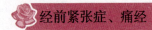

经前紧张症、痛经

COC可改善经前紧张症、痛经的症状和体征。

子宫内膜异位症

COC是治疗子宫内膜异位症的常用药物。

付虹医生微课堂

　　复方口服避孕药和大多数妇科炎症的发生无关，仅与复发性外阴阴道假丝酵母菌病（霉菌感染）发病率增加有关，还会使盆腔炎的发生率减少。除了避孕，复方口服避孕药对女性身体还有许多额外的益处。

扫码问专家
细心指导答疑
为你排忧解难

女性私处的炎症更青睐哪些女性

妇科炎症主要包括外阴炎、阴道炎、子宫颈炎、盆腔炎等，得了妇科炎症，女性身心都备受煎熬。那么妇科炎症更青睐哪些女性呢？

1. 年轻的女性

盆腔炎的高发年龄为15～25岁，年轻女性容易发生盆腔炎可能与频繁性生活、宫颈柱状上皮移位、宫颈黏液防御功能差有关。

2. 无保护性性交

在无保护性性交的情况下，女性容易感染性传播疾病，并可能进一步干扰阴道内原有菌群比例，从而导致阴道炎、宫颈炎、盆腔炎。

3. 经常服用广谱抗生素

广谱抗生素可以杀灭或抑制乳酸杆菌，从而影响阴道的内环境，引发阴道炎。

4. 多个性伴侣、性生活过频者

盆腔炎多发生在性活跃期女性，多个性伴侣女性盆腔炎的患病率是单一性伴者的5倍。细菌性阴道病在多性伴侣女性中的发病率最高。

5. 性卫生不良

经期性交、使用不洁月经垫等，均可使病原体侵入女性私处，从而引发私处炎症，如盆腔炎。

6. 喜爱阴道冲洗者

阴道冲洗可破坏阴道微生态环境，经常阴道冲洗者阴道炎、盆腔炎的发生率高。

7. 口交、同性间性交

容易发生细菌性阴道病。

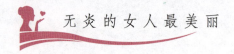

8. 吸烟

容易发生细菌性阴道病。

9. 糖尿病女性患者

糖尿病女性患者，更容易发生阴道假丝酵母菌（霉菌）菌落聚集，未控制好的糖尿病女性患者易于发生霉菌性阴道炎。

10. 孕妇

妊娠期间阴道内糖原增多、酸度增高，适合霉菌繁殖，故妊娠期常合并霉菌性阴道炎。

11. 人流术后感染

人流手术可导致生殖道黏膜损伤、出血、坏死，致使下生殖道内源性病原体上行感染，出现盆腔炎。

12. 绝经前后、手术切除卵巢、放疗治疗使卵巢失去功能的女性

因为卵巢功能减退，雌激素水平降低，阴道黏膜变薄，上皮内糖原含量减少，阴道的抵抗力下降，杀灭病原菌的侵入和繁殖，从而引发老年性阴道炎。

付虹医生微课堂

年轻的女性朋友，做到以下几点就可以避免或减少私处的炎症：①固定性伴侣；②不打算要宝宝的时候使用避孕套避孕；③避免经期同房，人流术后1个月禁止性生活和盆浴；④经期选用合格厂家的卫生巾，并及时更换卫生巾；⑤没有阴道炎的时候，避免自行阴道冲洗，以免破坏阴道正常的菌群；⑥戒烟；⑦糖尿病患者控制好血糖；⑧避免滥用抗生素；⑨做好避孕措施，远离人流的伤害。

当私处炎症遇上月经期

32岁的秦女士最近得了阴道炎，外阴重度瘙痒，白带量多而黏稠，来医院看病，经过查体和分泌物检查，我告诉她得了霉菌性阴道炎，给她开了阴道上的药和洗的药物。

回家后，秦女士当天晚上就用药液清洗外阴并阴道上药。可是第二天，她的月经就来潮了，她就忍了两天没有上药，可是月经期经血的来临加重了她的炎症，她感觉瘙痒得更加厉害了。没有忍到月经期结束，她就再次来到医院，希望我解决她经期不能上药的难题。

霉菌性阴道炎，若合并有糖尿病应给予积极治疗，及时停用广谱抗生素、雌激素等药物，勤换内裤，用过的内裤、盆及毛巾均应用开水烫洗。

单纯性霉菌性阴道炎的治疗，可局部用药，也可全身用药，主要以局部短疗程抗真菌药物为主。全身用药与局部用药的疗程相似，治愈率为80%～90%；咪唑类药物的疗效高于制霉菌素。

全身用药：对不能耐受局部用药者、未婚妇女及不愿采用局部用药者，可选用口服药物。

秦女士就是用药碰上了月经期，对于阴道炎的上药，医生都会叮嘱患者，如果用药期间来月经了，阴道就不能上药了，要等到月经干净2天后再行上药。

可是秦女士的阴道炎症状很重，来月经了，虽然阴道不能上药，但可以改为口服用药，外阴严重的瘙痒是因为外阴同时多伴有即时的或迟发的变态反应，可以外用一些抗过敏的低浓度激素软膏，以达到止痒的目的。

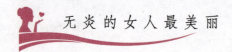
付虹医生微课堂

　　预防阴道炎就是不要随意使用抗生素。得了阴道炎，建议您及时进行妇科治疗和用药。等到阴道炎治好后，可以通过阴道上阴道乳杆菌胶囊恢复正常的阴道微生态环境，避免和减少阴道炎的复发。

扫码问专家
细心指导答疑
为你排忧解难

为生儿子采用"偏方"，
怀子不成却得了这个病

半年前，27岁端庄秀丽的小萍在闺密的羡慕下嫁给了高富帅的男友小磊。小磊的家里只有他一个儿子，公婆盼着小萍能给家里生个孙子，好继承家里的众多产业。

小萍是名现代女性，生男生女本无所谓。而且现在二孩政策也放开了，可以要两个孩子的她，即使第一胎生的是女孩，第二胎还有机会啊！

小萍向闺密表达了自己的想法后，闺密告诉了她一个可以怀男孩的小秘方。

第一胎就能怀上男孩当然更好了，不仅可以讨公婆的欢心，也稳固了自己在豪门家庭的地位。为了能生个儿子，小萍决定一试。

闺密的秘方来自于民间，这个秘方基于男性的X精子更耐酸，而碱性环境更利于Y精子生存的说法。因此，打算生儿子的话，可以想办法创造利于Y精子的环境，增加Y精子受精的概率。

在备孕期间，小萍准备了大量的柠檬水、苏打水等碱性水，每天定时定量地喝这些碱性水，期待自己的身体尤其是生殖道变得更偏碱性，以利于Y精子受精。

在和老公造人前后，小萍也坚持用碱性溶液冲洗阴道，以为这样可以降低X精子的活性，从而提高Y精子的受精机会。

通过这些貌似科学的方法造人3个月，肚子虽然没动静，小萍却感觉到自己的私处瘙痒异常，而且还流出了稀薄的、腥味的白带。

想着自己可能得了炎症，小萍暂停了造人计划，在老公的陪同下来医院检查。

　　我给小萍做了详细的检查和化验，结果表明小萍得了细菌性阴道病。看着化验单上的结果，小萍百思不得其解，自己平时很注意私处卫生啊！同房前后都用液体冲洗阴道，在最近造人的关键时刻，她更是用碱性液体冲洗阴道，怎么还会得阴道炎呢？

　　人体正常的 pH值为7.35～7.45，本身就是弱碱性。这个数值可以在小范围内波动，但太高或太低都会导致身体的异常。想通过所谓的酸碱食物改变人体正常的酸碱值是徒劳的。

　　阴道正常的pH值为3.8～4.5，小萍用碱性液体冲洗阴道，加上频繁的性生活，这些都会导致阴道的pH值上升（可上升至7.2，并维持6～8小时），打破了阴道正常的酸性环境，不能抑制阴道内原有的或性伴侣携带的致病菌病原体的生长，也不能杀灭这些致病菌病原体，从而导致阴道炎。

　　细菌性阴道病如不及时治疗，并发症如下：盆腔炎、早产、妇科术后感染、不育和流产、宫颈癌、低出生体重儿、HIV感染（患者阴道pH值高达5.5时，会严重减弱中性粒细胞的吞噬作用和对趋化性刺激的反应，增加异性间HIV传播和易感性）、新生儿感染、产褥感染。

　　所以对有症状而又打算要宝宝的小萍，我建议她药物治疗阴道炎后再备孕。

付虹医生微课堂

　　不要自行进行阴道冲洗，因为阴道冲洗增加了患盆腔炎、异位妊娠、早产及其他妇科疾病的发生率。

私处反复瘙痒，不是炎症，
竟是女性的"常用物品"惹的祸

24岁的小芳最近情绪低落，因为最近一年，私处的瘙痒总是伴随着月经如期而至。

查找原因，小芳觉得自己可能得了阴道炎，因为月经前后雌激素水平降低，会导致阴道内pH值上升，会有利于厌氧菌以及一些微生物的生长，容易发生阴道炎。

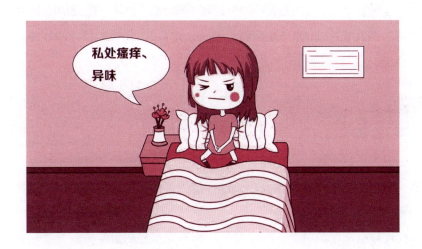

小芳在月经过后来医院就诊，检查结果却是阴道分泌物正常，没有炎症。既然没有阴道炎，小芳又不瘙痒了，她也就放心地回家了。

可是下一次月经来潮的时候，小芳的瘙痒再次出现，忍了几个月，在月经期快结束的时候，出现瘙痒的小芳只好再次来医院就诊。

我查体发现小芳外阴的皮肤黏膜充血、肿胀，还有浅浅的抓痕，阴道黏膜正常，无炎症表现。

我诊断小芳患了非特异性外阴炎，这种炎症是指由物理、化学因素而非病原体所致的外阴皮肤或黏膜的炎症，而导致她外阴瘙痒的原因就是她使用的卫生巾。

提起卫生巾，小芳感觉好委屈，解释自己都是从大超市购买的名牌卫生巾，因为之前也考虑到有可能是卫生巾导致的瘙痒，她还更换了品牌，可是瘙痒依然存在。

我检查了小芳的卫生巾，发现她使用的是干爽网面的卫生巾，而且卫生巾散发着淡淡的香味。

小芳解释说自己的月经量偏多，所以一直使用干爽网面的卫生巾，这种卫生巾吸血量大，自己的工作忙，有时候不能及时更换卫生巾，使用这种卫生巾自己很放心。另外，月经血的异味也令自己很苦恼，所以会购买带香味的卫生巾，遮盖血腥味。

针对小芳的治疗，治疗原则为保持局部清洁、干燥，重视消除病因。可用0.1%聚维酮碘液或1：5000高锰酸钾液坐浴，每日2次，每次15～30分钟。坐浴后涂抹紫草油。也可以选用中药水熏洗外阴，每日1～2次。

如何选择安全的卫生巾

对于卫生巾的选择，一般而言，大型卫生巾企业的生产环境比较好，管理比较严格，对卫生指标检验严格监控，选择使用这些大型企业的卫生巾，在安全性方面相对可以得到保证。

女性可根据经期的三个阶段，分别选用不同型号的卫生巾。月经量大时，白天用护翼型，晚间用夜用型；平时可选用标准型；而月经前后经量很少时，可使用超薄型或护垫。

卫生巾的种类很多，有棉面、网面等。一般而言，棉面卫生巾吸收速度快，网面防回渗性能好。

需要注意的是使用卫生巾也会出现过敏。防止卫生巾过敏的唯一办法就是回避过敏原，一旦有瘙痒的感觉，应立即停用这种品牌的卫生巾。其次，最好找出过敏原（最多见的是卫生巾中添加的香精），含相同成分的卫生巾最好不要再使用。

皮肤敏感的女性建议少用干爽网面，多用棉质网面，干爽网面吸收快，但棉质网面更柔软舒服，对皮肤的刺激也相对更小。

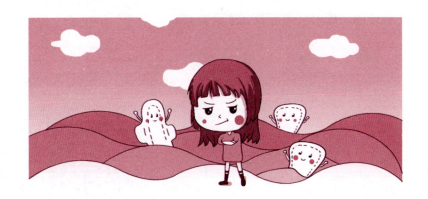

受市面上"吸收量大"的卫生巾宣传的影响，很多女性错误地认为一片卫生巾可以使用很长时间，很多女性也愿意购买超大吸收量的卫生巾，因为这样不仅可以节省卫生巾的用量，还可以减少更换卫生巾的次数。

即使卫生巾质量合格，当人体活动时，肛门、尿道和阴道的特殊生理结构，也会让病菌在卫生巾上移动，从而引发自身的交叉感染。所以在白天，月经量多的时候更需要及时更换，月经量不多的时候，也建议每2～3小时更换1次；即使来月经了，也要每天用干净的清水清洗外阴，保持外阴干燥，不要让致病菌有机可乘。

经过药物治疗、更换卫生巾以及经期的清洁，困扰小芳的经期外阴瘙痒终于消失了。

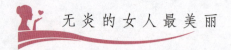

付虹医生微课堂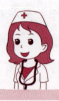

再高级的卫生巾使用几小时后，也成了细菌的"培养基"，经期女性自身免疫力下降，宫口开放，更易受到外部细菌的侵害。所以经期女性朋友应勤换卫生巾，保持外阴清洁。

扫码问专家
细心指导答疑
为你排忧解难

卫生棉条久置体内，
竟招来了"妇科病"

38岁的周周是一名办公室文员，平素爱干净的她总是穿着时尚又得体的衣服，是她们公司年轻妹妹们的时装领袖。

这个月她的月经已经干净3天了，可是她的私处却开始流出恶臭味的血水，这是怎么回事啊？热爱喷香水的她不禁增加了喷洒香水的量，可是这香香臭臭的味道混合在一起，怎一个"恶"字了得？

作为办公室的骨干，几次在开会的时候，因为恶臭味道的困扰，一向左右逢源、善于揣摩领导意图的她竟然领会错了老板的精神，发错了言。

从来不请病假的她只好破例请假看病。

妇科门诊，当周周诉说出了她的困惑，了解到她1个月前刚刚体检查过宫颈TCT和HPV，结果正常，我决定给她做个妇科检查和白带常规检查。

"付医生，我月经还没干净呢，可以做妇科检查吗？"周周还是有顾虑。

即使不除外月经血未排净的可能，现在周周出现了恶臭血水的情况，也需要妇科检查有无感染性疾病等。放上阴道窥器，我终于找到了发出恶臭味道的"罪魁祸首"——一个浸满棕褐色血水的卫生棉条。取出了这个卫生棉条，我又取了少量的分泌物送化验，然后用碘伏棉球给周周的阴道和宫颈仔细地擦拭消毒。一瞬间，整个诊室都弥漫着恶臭的味道。

周周满脸通红，小声地说道："我怎么会发生这个'乌龙事件'？我记得来月经时使用的卫生棉条都取出来了，阴道外面都没有拉线了！现在想想，最后一次放置卫生棉条，至今已经3天了，怪不得我的下面流血水并且散发出恶

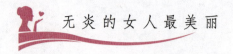

臭的气味呢！"

送检白带常规，结果表明周周得了阴道炎，我给周周开了治疗阴道炎的药物。

为了在月经周期内能够从事游泳、泡温泉等活动，小巧、方便的卫生棉条日益受到广大女性朋友的喜爱。

但是使用卫生棉条时，女性朋友仍然要注意卫生与清洁问题。

付虹医生微课堂

使用卫生棉条时的注意事项

（1）双手及外阴的清洁卫生要注意。置棉条入阴道前，各位小主要仔细地洗净双手，不要触摸进入阴道的那段导管及棉条，以免将细菌带入阴道。

（2）棉条更换的时间按经血量而定，一般2~4小时更换1次，8小时内一定要取出，因为棉条在阴道内的时间过长，可能带来不必要的困扰。卫生棉条的吸收力太好，是优点也是缺点，使用者可能会认为不用经常更换，从而使感染的机会增加，卫生棉条的吸收力也与中毒休克综合征(TSS)相关。

（3）而从事水上活动或是游泳时"佩戴"棉条的"小主"呢？因为棉条会吸水，所以在游泳结束后您最好及时换掉。

因为此时细菌也有可能经由棉条进入阴道，造成头晕、恶心等不适症状以及引发阴道炎，如果出现了上述的不舒服，您应立刻停止使用棉条，尽快到正规医院的妇科门诊接受诊治，治疗痊愈后再考虑使用卫生棉条。

（4）使用卫生棉条时，除了勤于更换卫生棉条，您也可以交替使用棉条和卫生棉。另外，一定要及时取出。

私处灼痛急诊治疗，
花冤枉钱买药排毒却得了妇科病

"女人私处藏毒多，健康排毒不可少""私处常清毒，女人才健康""排毒秘方，专家推荐，私处健康，不容错过！""花冤枉钱3000，不如排毒3天"！

经常上网的女性朋友一定会看到这类广告，说句实在话，您动心了没有？健康是每个人的心愿，如果有一种简单的方法可以排尽身体中的毒素，那是多么令人向往！花多少钱也愿意！

可是上个月的一天中午，一个急诊病人就是因为听信了网上的排毒广告，高价购买了排毒药，按照药物说明自行上药，治疗3天后出现了私处严重灼痛，来医院看急诊。

徐女士42岁，我给她做妇科检查的时候，发现她的外阴红肿，还有破溃和糜烂面，阴道内有大量脓性混合着豆腐渣样的分泌物，散发着阵阵臭味。结合她的分泌物化验结果，我诊断徐女士得了混合型阴道炎。

"医生，微信上一个新认识的朋友介绍我买排毒药物，她告诉我女人的私处最容易积累细菌，暗藏着大量'豆腐渣样'的阴毒，这些阴毒就像一颗定时炸弹一样，随时威胁着女人私处乃至整个身体的健康。由于女人私处阴毛、褶皱较多，因此很多女人私处清洁工作并没有做到位，容易滋生细菌，引起私处瘙痒。女人月经期经血排不净而形成'污血'，特别是有过性生活以及产子经历的女人，更容易导致阴毒的产生。如果阴毒不及时排出，就容易患上各种妇科病。听她说得在理，我就买了她推荐的私处排毒圣药，是祖传的配方，三天见效，虽然贵些，可是我觉得值。效果也挺明显的！"徐女士告诉我。

"你的私处都出现了这么严重的炎症，你怎么还认为排毒药物有效？"我不由得问她。

"医生，我买的那个排毒药物的说明书上写了，上药3天，私处就会排出'豆腐渣样'的阴毒，我现在排出的就是豆腐渣样的阴毒，而且我的外阴也疼痛得厉害，这是不是因为我体内的毒太多了，排出的过程中才出现了这么严重的反应？"徐女士问我。

"你在用药前本没有什么不舒服，比如私处的瘙痒、疼痛、白带的增多和异味，对吧？"我问徐女士。

"是的，本来我没有什么不舒服。是那个经营微店的朋友告诉我阴毒隐藏在女性的私处，平时不一定有什么不舒服。我才买了她推荐的排毒的药物。"徐女士回答。

"可以这样说，你的私处本没有炎症，因为阴道是有自净功能的，所以不需要额外的排毒。阴道生态平衡一旦被打破或外源病原体侵入，即可导致炎症。若体内雌激素降低或阴道pH值升高，如频繁性生活、阴道灌洗等均可使阴道pH值升高，不利于乳酸杆菌的生长，此外长期应用抗生素抑制乳酸杆菌生长，或机体免疫力低下，均可使其他条件致病菌成为优势菌，引发炎症。你使用了这些忽悠人的排毒药物，这些成分不明的药物作为阴道的外来入侵者，它们发挥的是破坏阴道内环境、导致炎症发生的罪魁祸首的作用。比如你出现了豆腐渣样的白带，就是霉菌性阴道炎（外阴阴道白假丝酵母菌病）的典型表现。你认为我分析的有道理吗？"我解释道。

徐女士认真地回答："医生，我感觉还是你说的话更靠谱。没想到我花了将近一个月工资买的排毒药物，只是让我得了阴道炎，就当我花钱买个教训吧！"徐女士伤心地说。

拿着我开的药方，徐女士走出了我的诊室。希望她经过正规的药物治疗后，阴道炎可以尽快好转。

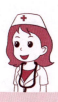

付虹医生微课堂

　　育龄期的女性，一旦出现了私处瘙痒、白带增多有异味，选择正规的医院诊治才是最靠谱的；平时没有不舒服的时候，也不要自行购买洗液灌洗阴道，更不要听信网上的广告排毒治疗，因为阴道本无毒，不必自寻烦恼。

　　遇到忽悠人的排毒广告，您更要捂紧钱包，谨防上当受骗！

扫码问专家
细心指导答疑
为你排忧解难

挥之不去的妇科炎症，竟是"他"惹的祸

　　何女士最近1周出现了私处瘙痒，私处还流出了黄绿色泡沫状的分泌物。在老公的陪同下，她来到门诊，经过检查，她得了滴虫性阴道炎。我告诉她滴虫性阴道炎以性接触为主要的传播方式，性伴侣需要同时治疗，治愈前应避免无保护性性生活，并给她开了药物。

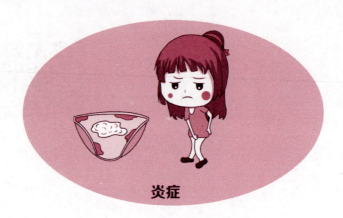

炎症

　　拿着我开的药方，何女士忐忑不安地离开了我的诊室。过了10分钟，分诊台的护士告诉我外面有病人的家属找我。

　　当我走出门诊，看到门外就是何女士和一个面露质疑的中年男子。那名男子自称是何女士的老公，想问我滴虫性阴道炎是怎么引起的，我给他解答了滴虫性阴道炎主要是经过性接触传染，其他的也可以通过公共浴池、浴盆、浴巾、游泳池、坐式便器、衣物、污染的器械以及敷料等传播。

"我的身体很健康，也没有什么不舒服，我媳妇的滴虫性阴道炎到底是由哪种方式引起的？医生，你能确定吗？"中年男子继续问道。

对此我回答："确定不了，但是阴道毛滴虫是一种常见的性传播疾病的病原体，它常会引起女性的生殖道感染，大多数男性感染者并不会出现明显的症状。所以在治疗方面，需要男性一同治疗，可以提高治愈率，减少传播。"

"医生，我很清白，谁知道我媳妇的病是不是从外面哪个脏地方传染来的？我不治疗，要治就让她自己治吧！"话说完，男子就气呼呼地离去，只留下了满脸泪水的何女士。

"医生，我也不明白，我也很清白，为什么会得了这个疾病？现在，我老公怀疑我在外面干了见不得人的事情，我应该怎么办？"何女士哭着问我。

面对疾病，医生寻找病因是为了治病，找到病因后才能去除病因，才会使疾病治愈。

但是面对妇科疾病的时候，夫妻双方尤其是男方也会考虑病因，他们通常考虑的却是妻子的病到底是从哪里来的；得了这种妇科病，是不是说明自己的妻子有外遇。把妇科疾病公然当作了评判夫妻双方是否忠诚的一个标志，在这种思想的指导下，面对妻子的病，丈夫付出的不是应有的关心和呵护，而是一味的猜疑、指责和谩骂。

比如滴虫性阴道炎，2010年以美国旧金山监狱犯人为研究对象的报道显示，在713例男性中的发病率为2.1%，在297例女性中的发病率为32%。我们可以看出，女性感染后发病的概率远远大于男性。

与女性患者发生一次非保护性性交后，13%~86%的男子会发生感染；与受感染的男性发生一次无保护性性交后，80%~100%的女性会发生感染。

和其他大多数女性常见的通过性行为传播的疾病一样，女性的这些疾病确实大部分都是通过和男性性接触患上的，但这并不能说明男性朋友没有患病，女性朋友的病就不是由他而引起的。

男女内外生殖器解剖的特点决定了女性的私处更加娇气、更爱得病，男性虽然比较皮实，很少有私处的疾病，但是在女性患病的时候，男性大多数扮演着带菌者的角色。

也就是说通过性行为，男性把自己身体私处的致病菌传给了女性，经过或长或短的潜伏期，女性发病了，男性绝大多数还是跟没事一样，因为他虽然是带菌者，但是他没有得病。

我把这些内容细细地讲给何女士听，她满意而去，并答应我回去好好和老公解释。

又过了2周，已经停药的何女士过来复查分泌物，结果正常。她开心地告诉我，她将我说的那些话告诉了老公，老公排除了对自己的猜疑，也积极配合一同吃药，所以她的病才好得这么快！

没想到小小的阴道炎，处理不好也这么影响夫妻的感情。

付虹医生微课堂

协和医院妇产科的郎景和院士说过：疾病不是上帝对人的惩罚。尽管疾病的发生与人的行为有密切关系，但是患者都应该得到同情、关爱和医治，医生应该如此。

作为女性患者的老公和男朋友，是不是更应该多加关心她们，而不是猜忌和诋毁？

得了阴道炎，自行药店买药治疗靠谱吗

35岁的张张愁眉不展地走进我的诊室，告诉我她得了"霉菌"和"细菌"两种阴道炎，该如何上药治疗？每天晚上阴道里要同时放置治疗"霉菌"和"细菌"两种阴道炎的药，好麻烦啊！

细问缘由，张张关注了我的公众号"付虹医生"，平常经常看我发的科普文章。最近1周张张感觉外阴瘙痒，白带也变成了稀薄鱼腥臭味，看了我的文章，她给自己下了"细菌性阴道病"的诊断，没有看妇科门诊，直接去药房开了治疗"细菌性阴道病"的甲硝唑栓剂，阴道上药。

买回药物，张张就自行阴道上药了。药物用完4天，外阴瘙痒有所缓解，可是白带又变成了白色黏稠样，通过学习我公众号上的相关科普文章，张张想着现在正好是夏天，自己刚刚得了"细菌性阴道病"，使用了7天的甲硝唑，夏天又闷热潮湿，自己很明显就是得了"霉菌性阴道炎"，所以她又给自己下了"霉菌性阴道炎"的诊断。

"付医生，我的病情、诊断和处理都仔仔细细地汇报给你了，你快告诉我如何上药，让我的阴道炎尽快痊愈吧！"张张自信地对我说。

"张张，在给您制订治疗方案前，我可以再给您做个妇科检查和白带常规检查吗？"我耐心地问张张。

"付医生，你不相信我给自己下的诊断？我可都是认真地学习了你发的科普文章后才下的诊断，不是百度的。"张张一本正经地说。

"张张，我相信您很认真地看了我很多的科普文章，可是疾病的诊断不能只依据您的病史和您自己的查体下诊断，需要医生根据您的病史、查体和必要的辅助检查下诊断，再对症治疗。您既然已经到了医院，又是我公众号的忠实读者，难道您就不给我个机会，让我给您好好查查？"我笑着对张张说。

认可了我的说法，张张同意我给她做妇科查体。

检查结果依然提示：细菌性阴道病，霉菌和滴虫都是阴性。

给张张开了口服的甲硝唑片400mg，每日2次，连服1周。并嘱咐其口服甲硝唑片后24小时应避免饮酒，以减少发生双硫仑样反应的可能，治疗期间避免性生活。

"付医生，我想您给我老公也开些治疗的药物吧。为了治疗得彻底些，您再给我开些阴道灌洗的药物，好不好？"

"最新的2015版美国和我国的细菌性阴道病的治疗原则是，所有有症状的细菌性阴道病的女性均需进行治疗，但是不推荐常规治疗性伴侣。阴道冲洗或者灌洗会增加细菌性阴道病的复发风险，没有资料支持采用阴道冲洗方法治疗细菌性阴道病。"

听我说的有道理，张张拿药回家治疗了，用药1周，停药5天，她又主动过来复查，并告诉我私处的不适消失了，我给她做了妇科检查和白带常规检查，结果提示正常。

张张心服口服，答应我以后有不舒服的地方再也不自己诊断，并胡乱买药治疗了，选择正规的医院，找靠谱的医生诊治，才是最正确的选择。

付虹医生微课堂

疾病不能自行诊断，一定要到正规医院进行检查。医生会根据病人的病史、查体和必要的辅助检查进行诊断，再对症治疗。

屡治不好的阴道炎，
原来是"支原体"在作怪

妇科门诊，32岁的小眉苦恼地对我说："付医生，我也是你公众号'付虹医生'的忠实读者，这次大老远地过来找您看病，实在是不得已啊！"

看到自己的粉丝，我总是倍感亲切，连忙请她就坐，细问缘由。

原来她最近1年得了阴道炎，在当地医院开药治疗，用药就好些，停药了，私处再次瘙痒，白带增多、混浊，有的时候还有鱼腥臭味。

小眉久病成医，她都知道自己得过"细菌性阴道病""滴虫性阴道炎"。小眉还没有结婚，有一个固定的男朋友，也有性生活，既往体健，月经也规律，没有做过流产。

看着她反复检查的一摞化验单，我也不禁在想，一个小小的私处炎症竟然如此困扰小眉，真是不应该，于是我整理思路，为她做了比较全面的检查。

妇科检查发现小眉的白带多、混浊，阴道黏膜红肿，子宫颈水肿、充血。内诊子宫、附件区未见异常。征得小眉的同意，妇科检查除了白带常规，我还给她分别查了阴道分泌物和宫颈分泌物的支原体、淋球菌、沙眼衣原体和细菌培养+药敏试验。

结果显示：阴道分泌物：清洁度III度，滴虫、霉菌（－）、细菌（BV）阳性，解脲脲原体（UU）（＋）；宫颈分泌物支原体：解脲支原体（UU）（＋）；药敏试验：阿奇霉素、交沙霉素、美满霉素均敏感。

我给小眉诊断为：细菌性阴道病、支原体性阴道炎、支原体性宫颈炎。并按照药敏试验给她开了抗生素药物进行治疗。

拿了药，小眉还是有些怀疑："付医生，您确定给我开了这些药物，我的炎症就能治愈吗？这个小小的私处炎症已经困扰了我一年，我连工作都没有心情干了，还有什么注意事项，您一起交代我吧，我一定听您的话。"

支原体感染的病原体包括人型支原体（MH）、解脲支原体（UU）和生殖支原体（MG）。其中解脲支原体的感染率最高，不要小看这个介于细菌和病毒之间大小的微生物，支原体不仅可以引起泌尿道、生殖道炎症，如非淋菌性尿道炎、阴道炎、宫颈炎、子宫内膜炎、盆腔炎，严重者可引起孕妇感染、不孕不育、胎儿宫内发育迟缓，而且复发率较高，治疗困难。

传播途径：支原体存在于阴道、尿道口周围、宫颈外口及尿液中，主要通过性接触传播。孕妇感染后，可经胎盘垂直传播。分娩的过程中，也可经污染的产道感染胎儿。

感染局限在子宫颈时，表现为白带增多、混浊，子宫颈水肿、充血或表面糜烂。感染扩及尿道，表现为尿道口潮红、充血，挤压尿道可有少量分泌物外溢，但很少有压痛。支原体感染常见的并发症为输卵管炎，少数患者可出现子宫内膜炎及盆腔炎。

查出支原体阳性就代表"支原体感染"吗？就需要治疗吗

支原体在泌尿生殖道存在定植现象，人群中存在相当数量的支原体携带者而没有症状和体征，以UU最为突出。当女性性成熟并有性生活后，支原体大大增加，有研究证明女性性伴侣数越多，支原体检出率越高。

如果男女双方均无泌尿生殖道感染的相关症状，仅UU阳性，考虑为携带者，不必治疗。男性为UU性尿道炎，建议同时治疗性伴侣。孕期下生殖道检出UU的患者不需要进行干预和治疗。男性精液质量异常且有生育需求时，男女双方建议同时治疗一个疗程。男女双方生殖道UU培养阳性对IVF无明显影响。

明确为支原体感染的患者需要在治疗后随访，采用培养法宜在停药后2周复查，采用核酸检测法宜在停药后4周复查。

对于小眉这种明确支原体感染的情况，我按照药敏试验给她开了抗生素治疗，并叮嘱她治疗期间避免性生活，或者运用工具避孕，每天保持外阴干燥及温水冲洗外阴，禁止阴道冲洗，穿纯棉透气的短裤，外裤也要避免不透气和过紧。停药2周后复查。如果男朋友有私处不舒服的现象，建议泌尿外科就诊。

小眉拿着我开的药放心地回家用药了，停药2周，她神清气爽地过来复查，告诉我停药后她也没有出现以往病情反复的情况，经过妇科查体及白带常规、支原体复查，小眉的细菌性阴道病、支原体性阴道炎、支原体性宫颈炎都治愈了。

看着小眉满意的表情，作为妇产科医生的我自豪感油然而生，努力地学好专业，认真地对待每一位病人，尽力尽心地帮助每一位病人，你们开心我也幸福！

付虹医生微课堂

如果男女双方均无泌尿生殖道感染的相关症状，仅UU阳性，考虑为携带者，不必治疗，男性为UU性尿道炎，建议同时治疗性伴侣。

扫码问专家
细心指导答疑
为你排忧解难

前庭大腺脓肿让她苦不堪言

2018年的第一场雪，比往年来得早很多。

雪花飞舞的天地间弥漫着空灵和冰冷的味道，太阳出来了，出来赏赏雪景，呼吸一下清新的空气也是极好的！

望着马路边上还有许多未化的积雪，我想起了多年前一个同样飘着大雪的凌晨，一个穿着薄裙子的年轻姑娘，出现在了我的面前。

那个冬天的凌晨，值夜班的我被护士叫醒，护士告诉我来急诊了。我马上起床离开值班室，看到一名年轻的女子正扶着护士台站着，挂号条上显示她的名字是小月，年龄27岁。

小月满脸痛苦的表情，她的上身穿着厚厚的毛衣，可是下身却只穿了一条薄薄的真丝裙子。

看到我来了，小月连忙说自己的下身好疼，现在连走路都疼得厉害。陪伴在她身边的是一名和她同龄的男子。

我忙问小月晚上都干什么了？还是没有原因就出现了疼痛？

听到我的问话，小月身边的男子忙回答自己就是小月的老公，他们晚上什么也没干。

护士已经给小月测量了体温、血压、脉率和呼吸，除了体温38℃，其他都正常。然后男子和我一起把她扶到了检查室。

我给小月查体后发现她的外阴红肿、发热、压痛明显，右侧的外阴肿大如鸡蛋大小，压痛明显，有明显的波动感，内诊未见异常。

"医生，我是一周前感觉到外阴疼的，可是不厉害，我就没管它，后来越来越重，我就摸到我的右侧外阴比左侧明显肿大了，今天实在疼得受不了了，连走路都困难了，穿衣服也觉得那个肿大的地方磨得好疼，晚上疼得睡不着觉，只好大半夜的穿着裙子来医院看病了！"小月告诉我。

我告诉小月，她得的是前庭大腺脓肿。前庭大腺又称为巴氏腺，位于大阴唇的后方，如黄豆大小，左右各一。它的腺管细长，向内侧开口于阴道前庭后方小阴唇与处女膜之间的沟内，分泌黏液，起润滑作用。正常情况下，我们摸不到前庭大腺，前庭大腺在性生活、分娩等情况污染外阴时易发生炎症。此病多见于育龄女性，幼女及绝经后女性少见。若病原体侵入前庭大腺引发炎症，称为前庭大腺炎，主要的病原体为葡萄球菌、大肠埃希菌、链球菌、肠球菌。

随着性传播疾病发病率的增加，淋病奈瑟菌及沙眼衣原体已成为常见病原体。病原体首先侵犯腺管，导致前庭大腺导管炎，腺管开口往往因为肿胀或渗出物凝聚而堵塞，脓液不能外流、积存而形成脓肿，就形成了前庭大腺脓肿。

炎症多为一侧。初起时局部肿胀、疼痛、有烧灼感，行走不便，有时会致大小便困难。部分患者出现发热等全身症状，腹股沟淋巴结可呈不同程度的增大。

当脓肿内压力增大时，表面皮肤变薄，脓肿自行破溃，若破孔大，可自行引流，炎症较快消退而痊愈；若破孔小，引流不畅，则炎症持续不消退，并可反复急性发作。

我收小月入院，完善了化验，血常规提示白细胞及中性粒细胞均升高，因为小月的前庭大腺脓肿已经很大，且波动明显，治疗就是及时给她做前庭大腺脓肿切开引流术。

术中，我切开小月右侧的前庭大腺脓肿，里面流出了很多黄色脓性的液体。术后配合静脉抗感染、卧床休息、每日造口处换药及局部外敷中药以促进脓液吸收。

术后，小月外阴的肿痛感就好多了，配合术后的静脉抗感染、每天的换药等治疗，小月的病一天天地好起来了，术后4天，小月就可以出院了。

我叮嘱她回家1个月内仍然要每日清洗外阴及坐浴，保持外阴干燥，1周门诊复查查看造口处恢复情况。

怀孕后白带增多就是得了阴道炎吗

想要孩子的小竹这个月怀孕了，本来很高兴的她最近1周却发现自己的白带比平时多，虽然没有什么不舒服，可是她却担心自己得了阴道炎。

带着这份担心，小竹来医院检查。我从小竹的阴道处取了少量的分泌物送化验，结果提示正常。

知道自己没有得阴道炎，小竹很开心，并且想知道既然没有得阴道炎，为什么自己的白带会增多？

白带过多是妇产科临床上最常见的一种症状。妊娠早期由于雌激素水平逐渐上升，盆腔血流增加，阴道黏膜增生充血，分泌物增加，因此妊娠期白带较非妊娠期多，此为生理现象。

看到这里，怀孕的您是不是笑了，但是下面几种伴随白带增多的情况属于炎症。

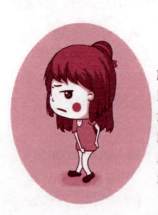

凝乳块状或豆腐渣样白带
泡沫状稀薄白带
鱼腥味白带
脓性白带
血性白带
水样白带

在白带增多的同时，如果出现外阴剧烈瘙痒，白带呈白色、豆腐渣样或凝乳状，检查时可见外阴、阴道普遍充血，阴道黏膜附有白色膜状物，擦拭后露出红肿黏膜面或红色糜烂面。

这种情况通常考虑是妊娠合并念珠菌性阴道炎（霉菌性阴道炎），通过白带涂片找到念珠菌孢子或菌丝即可诊断。孕期阴道内糖原增多、酸度增高，适合霉菌繁殖，故妊娠期常合并霉菌性阴道炎。

在白带增多的同时，如果出现外阴瘙痒，白带为灰黄色或黄绿色，稀薄，量大，常呈泡沫状，有臭味，检查时可见阴道黏膜充血，严重时阴道壁可见点状出血斑，外阴也有充血的表现。这种情况通常考虑妊娠合并滴虫性阴道炎。白带悬滴法检出阴道毛滴虫即可确诊。

在白带增多的同时，伴有轻度外阴瘙痒或烧灼感，检查阴道壁不充血，白带灰色稀薄，均质，有鱼腥样臭味。这种情况通常考虑是妊娠期合并细菌性阴道病。涂片找线索细胞即为诊断细菌性阴道病的依据。

妊娠期得了阴道炎，可以不治疗吗

妊娠期滴虫性阴道炎可造成不良的妊娠结果，如胎膜早破、早产、新生儿低出生体重，所以对有症状的妊娠期滴虫性阴道炎，推荐甲硝唑治疗，单次口服2g。甲硝唑属于孕期B类用药，20多年的临床应用证实甲硝唑是安全的。

患有细菌性阴道病的孕妇阴道内细菌可通过胎膜进入羊膜腔，导致羊膜炎及羊膜绒毛炎，并可进一步发展为胎膜早破、早产和分娩低出生体重儿。所以妊娠期合并细菌性阴道病建议治疗，选择孕期可以使用的安全药物。

妊娠合并念珠菌性阴道炎的治疗，早孕期慎用药物，局部治疗为主，禁用口服咪唑类药物。

怀孕后得了阴道炎会导致流产吗

妇科门诊，27岁的方方主诉她已经怀孕50多天了，最近感觉白带增多，没有其他不舒服。

我告诉她，妊娠早期由于雌激素水平逐渐上升，盆腔血流增加，阴道黏膜增生充血，分泌物增加，因此妊娠期白带较非妊娠期多，如果没有外阴瘙痒、白带异味，此为生理现象。

"可是医生，我去年怀孕了，就是因为白带多，医生检查说是得了阴道炎，结果就流产了。"方方忧虑地说。

我给方方做了妇科检查，发现她的阴道内有稀薄腥臭味的分泌物，送检阴道分泌物，结果显示方方得的是细菌性阴道病。

"医生，细菌性阴道病是怎么引起的？"方方问我。

女性阴道内占优势地位的是乳酸杆菌，乳酸杆菌是保护阴道的卫士，它对维持阴道微生态的健康、预防阴道感染起到了重要的作用。

当乳酸杆菌被高浓度的厌氧菌、阴道加德奈菌等替代，细菌性阴道病就发生了。细菌性阴道病的发生与有多个性伴侣、阴道冲洗、阴道乳酸杆菌缺乏相关，当然了，非性活跃女性也可以患上细菌性阴道病。

"医生，你说的这些容易发生的诱因我都没有，只是怀孕前有时候我会自己买清洗液灌洗阴道，还有什么因素会导致阴道乳酸杆菌减少或缺乏呢？"方方继续问我。

若体内雌激素降低或阴道pH值升高，如频繁性生活、阴道灌洗等均可使阴道pH值升高，不利于乳酸杆菌生长，此外长期应用抗生素抑制乳酸杆菌生长，或机体免疫力低下，均可使其他条件致病菌成为优势菌，引发炎症。

"得了细菌性阴道病会导致流产吗？"方方问我。

"在助孕治疗中，细菌性阴道病患者和非细菌性阴道病患者的胚胎种植率相似，但细菌性阴道病患者早孕期流产率高于非细菌性阴道病患者。"我回答。

"太好了，我是自然受孕，那我就不治疗阴道炎了。用药对肚里的宝宝不好。"方方开心地说。

但是细菌性阴道病还与其他的不良妊娠结果有关，包括胎膜早破、早发性宫缩、羊膜腔感染和产后子宫内膜炎，所以推荐所有有症状的细菌性阴道病的孕妇进行治疗。

治疗潜在的益处还包括减少妊娠女性细菌性阴道病相关感染并发症和其他感染（如其他性传播疾病和艾滋病）的风险。

"对于药物，我们会选用孕期对宝宝安全、不会导致宝宝畸形的药物。"我继续解答。

"好的，医生，那你就给我开药吧！但是我还想问一句，上次我怀孕了，也是得了阴道炎，但是我害怕用药对宝宝不好，结果就没有治疗，后来流产了，是不是阴道炎导致了流产？"方方问道。

最常见的阴道炎还有滴虫性阴道炎和霉菌性阴道炎（外阴阴道假丝酵母菌病），其中滴虫性阴道炎与不良妊娠结局有关，尤其是胎膜早破、早产和低出生体重儿，所以妊娠期得了滴虫性阴道炎，也需要治疗。治疗滴虫性阴道炎可减少妊娠女性阴道分泌物，并可以预防新生儿呼吸道或生殖道感染及性传播。所有有症状的妊娠女性不论处于妊娠的哪个阶段都应该治疗。

而自然流产的病因中，胚胎或胎儿的染色体异常是早期流产最常见的病因，占50%～60%，其他病因还有母体因素，如孕妇患全身疾病（严重感染、高热疾病、严重贫血或心力衰竭、血栓性疾病等）；生殖器官异常；内分泌异常；强烈应激与不良习惯（如孕妇过量吸烟、酗酒、过量饮咖啡、吸食海洛因等毒品，均有导致流产的报道）；免疫功能异常。父亲因素（精子的染色体异常可以导致流产）和环境因素（过多接触放射线和砷、铅、甲醛、苯、氯丁二烯等物质）也可

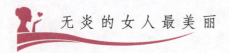
以导致流产。

听了我的解答，方方非常满意，拿着我开的药走了。希望她用药后尽快好转，顺利地度过孕期！

付虹医生微课堂

　　临床经验表明，细菌性阴道病患者和非细菌性阴道病患者的胚胎种植率相似，但细菌性阴道病患者早孕期流产率高于非细菌性阴道病患者。

　　细菌性阴道病还与其他的不良妊娠结果有关，包括胎膜早破、早发性宫缩、羊膜腔感染和产后子宫内膜炎，所以推荐所有有症状的细菌性阴道病的孕妇进行治疗。

扫码问专家
细心指导答疑
为你排忧解难

孕期霉菌性阴道炎高发，
不治疗也会伤害宝宝

粉丝蓝妹留言：付医生，我已经怀孕5个月了，霉菌性阴道炎经常骚扰我。我想知道这个阴道炎对胎儿有伤害吗？我必须治疗吗？

外阴阴道假丝酵母病，也就是我们俗称的霉菌性阴道炎，白假丝酵母菌为机会致病菌，是我们女性阴道内的过客，10%～20%非孕女性及30%孕妈妈阴道内寄生此菌。但菌量极少，呈酵母相，不会致病。

怀孕是女性一生中最幸福的事情之一，此时发生了任何风吹草动，都会让孕妈妈寝食难安。

妊娠期VVC的特点：易复发，症状经常比较轻微，药物治疗需要考虑对胎儿的影响。

孕期VVC如此高发，对宝宝有伤害吗？如果没有伤害，孕妈妈忍一忍似乎也不是问题。

国外的一项病例对照研究表明，妊娠期VVC增加早产的风险，治疗这个疾病，早产风险下降64%。

国外还有一项为期10年的回顾性研究，其结果就是治疗组的低出生体重儿、死胎、晚期流产率低于对照组。（$P<0.001$）

目前认为阴道用咪唑类药物对于妊娠期孕妈妈是安全的，比如很多报道使用克霉唑治疗妊娠VVC是安全的。

国内外指南对孕期有症状VVC的治疗都是推荐的。

中国2012修订版的指南妊娠期VVC的治疗中指出：早孕期权衡利弊慎用药

物。选择对胎儿无害的唑类阴道用药，而不选用口服抗真菌药物治疗。具体方案同单纯性VVC，但长疗程方案疗效优于短疗程方案。

《2015年美国疾病控制和预防中心关于阴道炎症的诊治规范》中的建议：VVC在妊娠期常见，对孕妈妈只能局部应用唑类药物。推荐妊娠期VVC的用药疗程为7天。

关于性伴侣是否治疗的问题：VVC通常非性接触传播，不推荐常规治疗性伴侣，但对反复发病者和性伴侣出现龟头炎可予以治疗。治疗选用局部抗真菌药即可。

回答粉丝蓝妹的问题，她已经怀孕5个月了，霉菌性阴道炎反复发作，建议治疗，选用对宝宝安全的唑类药物，比如克霉唑，用药1周。

付虹医生微课堂

若有糖尿病需要积极治疗，及时停用广谱抗生素、雌激素及皮质类固醇激素；勤换内裤，首选纯棉内裤；保持外阴干燥，每天用温水清洗外阴；用过的内裤、盆及毛巾均应用开水烫洗。

微问答：关于阴道炎的10个疑问

作为一名妇产科医生，在门诊，我遇到的最多的病人就是患有阴道炎的病人，对于阴道炎常见的问题，我总结回答如下。

1. 问：医生，以前我从来没得过阴道炎，为什么这次会得阴道炎

答：阴道是一个对外开放的环境，寄生的微生物种类繁多。主要的益生菌是乳酸杆菌，是保护阴道的卫士，也就是说正常阴道是有防御功能的。当功能破坏，病原体入侵或者阴道存在的条件致病菌大量繁殖，便可导致炎症。

2. 问：医生，你说我得了阴道炎，可是我没有什么不舒服啊

答：阴道炎感染初期可以无症状，或者不是感染初期也没有症状。

3. 问：医生，我最近一直没有性生活，为什么还会得阴道炎

答：阴道炎的确主要发生于育龄期女性，但是阴道炎并不是只通过性生活获得的感染。其中经性生活直接传播是滴虫性阴道炎主要的传播方式，其他方式为经公共浴池、浴盆、浴巾、游泳池、坐式便器、衣物、污染的器械及辅料等传播。而霉菌性阴道炎主要为内源性感染，少部分患者可通过性生活直接传染。非性活跃妇女也可发生细菌性阴道病。

4. 问：医生，为什么我的阴道炎上了药后复查还是有炎症？还没有治好吗

答：分析原因，有如下几种可能：①阴道炎还没有治愈，或者出现耐药性；②因为阴道炎多为混合感染，也就是2种以上的致病菌导致的炎症，而使用的药物只治疗了其中的一种；③又出现了其他致病菌引起的阴道炎症。

处理：①寻找发病诱因并积极控制，如霉菌性阴道炎患者，同时有糖尿病，需要积极治疗糖尿病，控制好血糖，也就避免了霉菌性阴道炎的诱因；②需要复查阴道分泌物，鉴别单纯与混合感染，必要时可以做培养和药敏试验，选择更加敏感的抗生素。

5.问：医生，我得了阴道炎，我的老公需要用药吗

答：滴虫性阴道炎主要为性行为传染，性伴侣需要同时治疗。患者及性伴侣治愈前应避免无保护性性生活。

而其他的阴道炎，暂不需要同时治疗性伴侣，除非肯定女性患者每次发病均与性生活有关，可考虑性伴侣同时治疗；或者性伴侣同时有不适的表现，可外科或皮肤科就诊后给予对症治疗。

6.问：医生，我得了阴道炎，必须治好了才能要孩子吗

答：从优生优育的角度看，应该是治疗好阴道炎后才建议受孕。其中鉴于细菌性阴道病可导致早产、流产、低出生体重儿等，所以有症状的孕妇必须接受治疗；而阴道毛滴虫可以吞噬精子，并能阻碍乳酸的生成，影响精子在阴道内存活，可致不孕。

7.问：医生，我着急做流产，可以先不治疗阴道炎吗？做完流产后再继续治疗阴道炎

答：不可以。理由如下：阴道炎未治好，做人工流产时宫口开放，阴道感染上行蔓延会导致盆腔炎症。

8.问：霉菌性阴道炎治疗后为什么还会出现瘙痒的症状

答：治疗后真菌检查阴性，体检也不再有充血水肿的表现，却还存在外阴瘙痒。这可能与霉菌性阴道炎的疾病特点有关，本病虽是急性炎症，但同时多伴有即时的或迟发的变态反应。

因此，这时的瘙痒可能与变态反应没有完全消除有关，可以外用一些抗过敏的低浓度激素软膏，以达到止痒的目的。

9.问：阴道环境的主力军是乳酸杆菌，根据缺什么补什么的原则，直接补充乳酸杆菌治疗阴道炎，不用抗生素可以吗

答：根据目前诊疗常规，结合北大妇儿医院廖秦平教授的文献报道，对阴道感染采用抗生素治疗后，及时应用乳酸杆菌微生态制剂补充乳酸杆菌，调整和恢复阴道微生态平衡，对巩固治疗、预防复发有一定的作用。

由此看来，现在的乳酸杆菌活菌制剂只是作为抗生素治疗后的补充治疗，不能作为主角单独治疗某种阴道炎。

10. 问：阴道微生态的异常，也就是容易得阴道炎的情况有哪些

答：（1）性激素：如月经期后雌激素水平低或阴道灌洗，导致阴道内pH值上升，如频繁性生活，性生活后阴道内pH值可上升至7.2并维持6~8小时，pH值上升均有利于厌氧菌及一些微生物的生长。

（2）避孕产品：某些杀精子的避孕药膏对乳酸杆菌有毒性作用。

（3）药物：许多种药物（如广谱抗菌类药物）可杀灭或抑制乳酸杆菌，从而影响阴道的内环境。

（4）感染：如妇女在无保护性性生活的情况下，感染了性传播疾病（STI）等，可干扰阴道内原有菌群比例而导致菌群失调。

如同战争的爆发源自内忧和外患，阴道生态平衡一旦被打破或外源病原体侵入，即可导致炎症。

若体内雌激素降低或阴道pH值升高，如频繁性生活、阴道灌洗等均可使阴道pH值升高，不利于乳酸杆菌生长，此外长期应用抗生素抑制乳酸杆菌生长，或机体免疫力低下，均可使其他条件致病菌成为优势菌，引发炎症。

▲ 扫码进交流圈
看热点聊健康

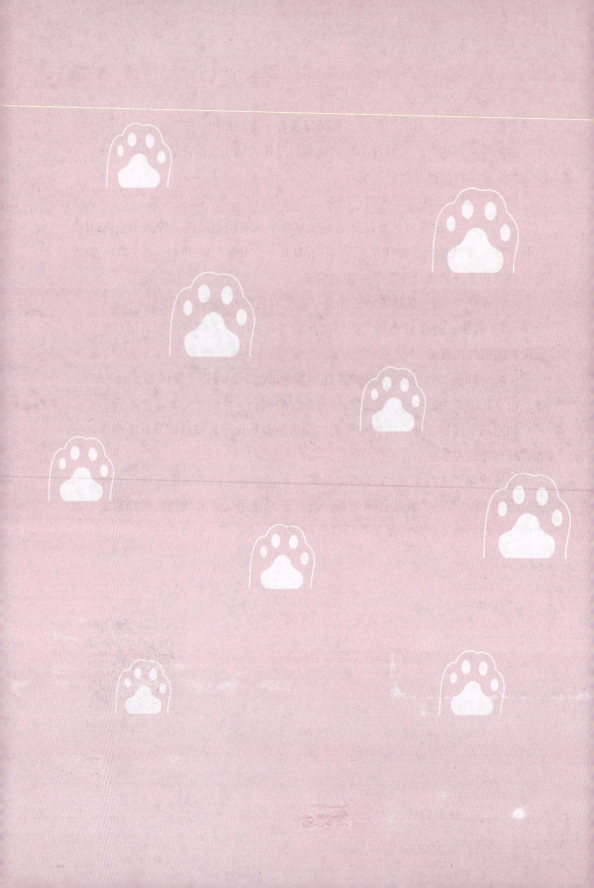

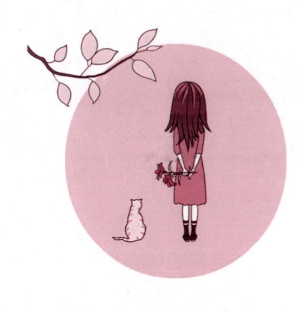

Part 2：白带带血系列

炎症、避孕环、肌瘤、息肉、癌都会出现

扫码领在线电子书

随时关注女性健康

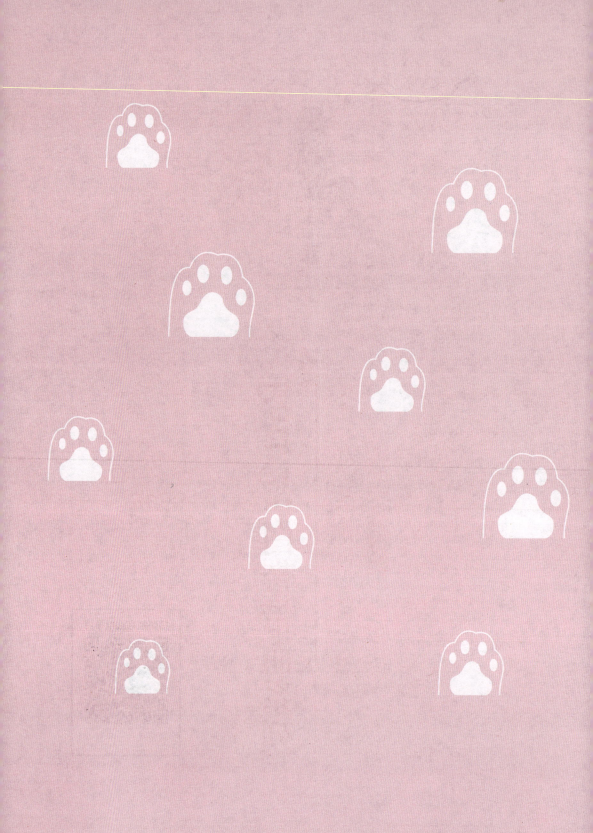

透过白带辨疾病，你学会了吗

很多女性朋友烦恼自己内裤上或多或少的白带，认为它们是病态的产物，希望它们马上消失。白带到底是什么呢？有了白带就是异常的表现吗？下面给大家介绍一下这个与女性朋友如影随形的伙伴。

白带是什么

白带是由阴道黏膜渗出液、宫颈管及子宫内膜腺体分泌液等混合而成，白带中的90%~95%是水、无机盐、有机盐、尿素、糖类和其他大分子物质，因颜色多呈白色，故称"白带"。

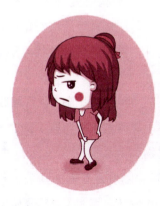

凝乳块状或豆腐渣样白带
泡沫状稀薄白带
鱼腥味白带
脓性白带
血性白带
水样白带

白带是怎样形成的

正常的白带也就是生理性白带，是女性生殖器在适量内源性或外源性雌激素作用下形成的分泌物，白带受雌激素水平的影响并在月经中期随雌激素水平升高而增加。

白带有什么作用

在正常情况下，女性阴道和外阴经常有少量分泌物以保持其湿润。

为什么通过白带可以辨别妇科是否健康？

阴道与女性内生殖器宫颈及子宫相连，我们都知道阴道是月经血的必经之地，而白带是由阴道黏膜渗出液、宫颈管及子宫内膜腺体分泌液等混合而成，当上述器官发生病变，它们的分泌物自然也会有相应的变化，所以我们可以通过小小的白带分辨出妇科的相应器官是否健康。

正常的白带

正常的白带呈白色稀糊状或蛋清样，黏稠量少，无腥臭味，称为生理性白带。一般在月经前、排卵期、月经后或妊娠期稍增多。

正常白带（生理性白带）的量和性状可随女性的年龄及卵巢激素的变化而有所改变。

（1）新生儿白带：胎儿的阴道和颈管黏膜受到胎盘分泌的雌激素的影响而增生，出生后因其体内雌激素水平急剧下降，故新生儿在最初的10天外阴有较多无色或白色黏稠分泌物。

（2）青春期白带：随着青春期的到来，卵巢的卵泡开始发育，在卵泡分泌的雌激素的影响下，少女于初潮前1~2年开始常有少量黏液性白带，可持续至初潮后1~2年排卵性月经周期形成时为止。

（3）育龄期白带：育龄女性在每次月经周期的排卵前2~3天内，由于体内雌激素水平逐渐上升达高峰，宫颈管腺体分泌的黏液增多，此时可出现稀薄透明的黏性白带；在月经来潮前2~3天，因盆腔充血，多有较多黏稠的白带出现。

（4）妊娠期白带：在妊娠期，特别是从妊娠3~4个月开始，由于雌激素、孕激素水平显著上升，阴道壁的分泌物及宫颈腺体分泌的黏液均增加，往往有较多黏厚白带排出。

（5）产褥期白带：产后最初数天有较多血液排出，称血性恶露；继而是浆液性恶露；产后2～3周开始排出的为退化蜕膜组织、宫颈黏液、阴道表皮细胞及细菌的混合物，色泽较白，称白色恶露，亦称为产褥期白带，可持续至产后4~6周甚至更晚。

（6）外源性雌激素所致白带：使用己烯雌酚或雌激素制剂治疗闭经或功能失调性子宫出血等。妇科疾病可促使宫颈管和阴道分泌物增多而出现白带。

🌹 异常的白带（病理性白带）

主要分为以下几种。

（1）凝乳块状或豆腐渣样白带：为假丝酵母菌阴道炎（霉菌性阴道炎）的特征，常伴严重外阴瘙痒或灼痛。应用抗真菌药物治疗有效，首选阴道上药如克霉唑、达克宁栓等。

（2）白色或灰黄色泡沫状稀薄白带：为滴虫性阴道炎的特征，可伴有外阴瘙痒，间或有灼热、疼痛、性交痛等。甲硝唑治疗有效。

（3）灰白色匀质鱼腥味白带：常见于细菌性阴道病，伴外阴轻度瘙痒。它是由阴道内的细菌生态平衡失调引起的。患病时阴道内厌氧菌居多，甲硝唑治疗有效。

（4）脓性白带：黄色或黄绿色，黏稠，多有臭味，为细菌感染所致。可见于淋病奈瑟菌阴道炎、急性子宫颈炎及子宫颈管炎。阴道癌或子宫颈癌并发感染、宫腔积脓或阴道内异物残留等也可导致脓性白带。

（5）透明黏性白带：外观与正常白带相似，但数量显著增多，应考虑卵巢功能失调、阴道腺病或宫颈高分化腺癌等疾病的可能。

（6）血性白带：白带中混有血液，血量多少不一，应考虑子宫颈癌、子宫内膜癌、宫颈息肉、宫颈柱状上皮异位合并感染或子宫黏膜下肌瘤等。放置宫内节育器也可引起血性白带。

（7）水样白带：持续流出淘米水样白带且具奇臭者，一般为晚期子宫颈

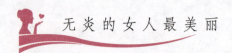
癌、阴道癌或黏膜下肌瘤伴感染。间断性排出清澈、黄红色或红色水样白带，应考虑输卵管癌的可能。

什么情况下需要就医

阴道是有自行调节能力的，但是发现白带异常，如果观察几天仍不见好转，尤其是出现血性白带的时候，最好及时去正规医院接受诊断和治疗。

 付虹医生微课堂

白带是女性一生的朋友，我们应该为它提供一个好的环境，时刻保持外阴干燥，穿纯棉透气的短裤，每天清洗外阴和内裤，避免阴道灌洗，注意月经期和性生活的卫生和清洁等。因为白带的异常是疾病的体现，所以我们要善待它，不要厌恶它！

扫码问专家
细心指导答疑
为你排忧解难

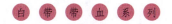
白带带血系列之一：
不是宫颈癌，只是炎症惹的祸

27岁的肖肖是一位爱漂亮的白领，每天她都会早起一个小时梳洗打扮，长发飘飘、五官精致的她还会喷上名贵的香水，上司非常喜欢她，她的男友也视她为宝贝。

可是最近一周，沐浴在浓浓爱河的她却有了"难言之隐"，不是月经期，她的白带里却出现了鲜红的血丝，私处还发出臭臭的味道。

晚上，男友求欢的时候，她也感觉私处好痛。

不敢告诉妈妈，也不好意思和男友说，肖肖悄悄地去药店买了药物，自己塞药治疗。药物用了两天，还是不见好。

肖肖百度了一下，结果查出自己可能得了"宫颈癌"！天啊！想到自己这么年轻就得了癌，可把肖肖吓坏了。

她连忙来医院的妇科看病检查。我认真询问了她的病史，了解到她有性生活，又给她做了妇科检查、TCT和盆腔超声等。

结果出来，我告诉她："查体发现她的阴道黏膜充血，白带是黄绿色的泡沫状、有臭味的，宫颈有轻度糜烂和接触性出血，子宫和附件无异常。白带常规提示：滴虫性阴道炎"。

听到"宫颈糜烂"，肖肖吓哭了："医生，我百度的结果是我可能有宫颈糜烂，是宫颈癌的表现，难道我真的得了宫颈癌？我才27岁，我的人生刚刚开始，我男朋友爱我，我的领导也重视我，你可要救救我啊！"

看着一把鼻涕一把泪的肖肖，我连忙拿来纸巾给她擦眼泪。

以往我们说的"宫颈糜烂"，现在正规的称呼是"宫颈柱状上皮异位"，属于宫颈的正常生理表现，是育龄期女性雌激素分泌充盈的外在表现之一。但是鉴于宫颈糜烂和宫颈病变在外观上无法鉴别，医生也会通过TCT排除宫颈病变甚至宫颈癌。

"哦，医生，那您给我做TCT检查了？我到底有没有得宫颈癌？我的白带带血是不是宫颈癌的出血？"肖肖连忙追问我。

我告诉肖肖，TCT已经给她查了，结果还没有出来，现在她的白带带血考虑是由阴道炎、宫颈柱状上皮异位合并感染导致的，已经给她开了治疗炎症的药物，希望她先按时上药。

"那么医生，我用药期间还能有性生活吗？我男朋友还用同时治疗吗？他倒是没什么不舒服。"肖肖红着脸问。

经性生活直接传播是滴虫性阴道炎的主要传播方式，男性由于感染滴虫后常无症状，因此易成为感染源。

滴虫性阴道炎可同时有尿道、尿道旁腺、前庭大腺滴虫感染，治愈此病，需要全身用药，主要治疗药物就是甲硝唑及替硝唑。

性伴侣需要治疗吗

性伴侣应同时治疗，在治愈前应避免无保护性的性生活。

因为滴虫性阴道炎的症状多偏重，且肖肖还有白带带血的情况，我的建议就是在她用药期间，先避免性生活。

规范用药停药3天复查，肖肖的症状消失，白带里面没有血丝了，复查白带常规也正常了。TCT检查也是正常的。

知道自己的白带带血是由炎症引起的，现在已经痊愈，宫颈也没有病变尤其是没有宫颈癌。肖肖终于放心了，脸上露出了灿烂的笑容。

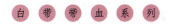

白带带血系列之二：
不是妇科病，而是宫内环惹的祸

35岁的夏夏是一名公务员，过着朝九晚五的规律生活。在单位，她兢兢业业地工作，在家里，她相夫教子。

可是最近一个多月，她却出现了白带带血的情况，开始的时候，想着今年单位体检刚刚做过宫颈防癌筛查，结果正常，白带常规检查也没有问题。她就没有在意。

可是最近一周，夏夏感觉自己和老公"鱼水之欢"时，也有白带伴有血块流出，她还是有些担心。

来医院检查，我了解到夏夏3个月前单位体检的TCT和HPV结果都是正常的，我只给她做了盆腔超声和妇科检查、白带常规检查。

妇科检查未发现异常，化验结果显示，白带常规正常。到底是什么原因导致的白带带血呢？夏夏诧异了。盆腔超声检查报告出来后，看着B超的结果，我找到了病因。

"夏夏，您的宫内避孕装置，也就是'宫内环'不在正常位置了，您看，超声报告上说，宫内节育器位于子宫的下段，有可能就是这个调皮的宫内环捣的鬼！"我分析道。

"哦，找到原因就好，既然您说是宫内环导致的白带带血，那我取了环不就没事啦！"夏夏问道。

宫内节育器的取出适应证中，包括因副反应治疗无效及并发症需取器者；带器妊娠（包括宫内孕或宫外孕）；要求改用其他避孕方法或绝育；计划妊娠

（目前二孩政策放开）；节育器到期需要更换；围绝经期月经紊乱或停经半年后；不需要再避孕（离婚、丧偶等）；随访中发现节育器异常（变形、断裂、部分脱落）等。

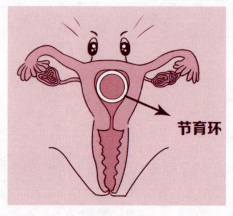

节育环

对于夏夏这种白带带血甚至同房后出血的情况，我的建议就是取环的同时做一个诊刮术，排查宫颈和子宫内膜有无导致异常出血的器质性病变。

月经干净后3天，完善化验，夏夏做了宫腔镜检查、取环术和诊刮术，术中完整地取出了移位的"T"形节育器，诊刮的内膜送了病理。

病理结果显示：正常的增生期的子宫内膜。

手术后，夏夏的白带带血和同房后出血的症状也消失了。考虑到夏夏还年轻，她也没有要二胎的打算，在下一次月经干净后3天，她又在宫内放置了一个节育器，并决定听从我的嘱咐，按时复查。

▲ 扫码进交流圈
看热点聊健康

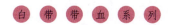

白带带血系列之三：
不是宫颈癌，而是子宫肌瘤惹的祸

因为惧怕妇科检查中"恐怖"的鸭子嘴（阴道窥器），37岁的吴女士每年单位组织体检的时候，她都不做妇科体检。可是最近6个月，她却出现了白带带血的情况，血量也时多时少，多的时候有少量的血液流出，少的时候只是白带里面的少量血丝。想到自己还有要二宝的打算，没有办法，她只好硬着头皮来医院的妇科看病检查。通过询问病史，我了解到吴女士目前的月经规律，27~29天来一次月经，经期2~4天，经量正常，轻微痛经，已经顺产一个男孩，现在孩子9岁。

后来又了解到吴女士最近3年都没有做过妇科检查和防癌筛查，于是我给她做了盆腔超声、妇科检查、白带常规、TCT和HPV。

结果，妇科检查未发现异常，白带常规化验正常。

不过，通过看盆腔B超结果，我似乎找到了病因。

"吴女士，您的超声提示宫腔里面有异常的低回声，1.5cm×2cm大小，考虑为黏膜下肌瘤。有可能就是这个调皮的子宫肌瘤导致的白带带血！"我如此分析道。

"哦，找到原因太好了，不过我听说大多数子宫肌瘤都不需要手术治疗，那我的子宫肌瘤需要做手术吗？有没有不手术的方式治疗？实不相瞒，看着周围的很多同事、朋友都生老二了，我也想要个二宝。"吴女士急切地问道。

子宫肌瘤多见于30~50岁妇女，发病率高达40%~60%，是女性生殖系统最常见的良性肿瘤。大多数子宫肌瘤患者并没有明显的自觉症状，往往在体检时偶然发现；少数因为月经量增多、月经期延长，或因尿频、便秘、腰部酸胀感等症状以及自行扪及下腹部肿块而就医。

根据子宫肌瘤生长的部位与子宫肌壁的关系，可将其分为3类。最常见的是肌壁间肌瘤，这类肌瘤位于子宫肌壁间，周围被肌层包绕；其次是浆膜下肌瘤，位于子宫表面，向外突出；另外一种就是黏膜下肌瘤，这类肌瘤向宫腔内生长。

黏膜下肌瘤及体积偏大的肌壁间肌瘤因为突向宫腔或者影响了子宫腔的正常结构，扩大了子宫内膜的面积，常造成月经量增多、月经期延长、周期缩短甚至贫血的症状；另一方面又因引起宫腔变形而常导致不孕或者流产。

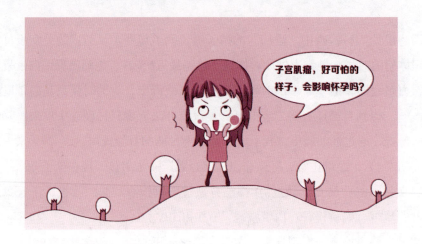

子宫肌瘤生长缓慢，多不危及生命。如果没有特殊症状，严密随访即可。

什么样的肌瘤需要手术处理呢？

《子宫肌瘤的诊治中国专家共识（2017）》中关于子宫肌瘤的手术适应证如下。

（1）子宫肌瘤合并月经过多或异常出血甚至贫血；或压迫泌尿系统、消化系统、神经系统等出现相关症状，经药物治疗无效。

（2）子宫肌瘤合并不孕。

（3）子宫肌瘤患者准备妊娠时，若肌瘤直径≥4 cm，建议剔除。

（4）绝经后未行激素补充治疗但肌瘤仍生长。

宫腔镜下子宫肌瘤切除术是黏膜下子宫肌瘤首选的保守手术方法。

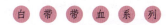

比如吴女士出现了白带带血的情况，B超提示子宫内有异常回声，我就建议她行宫腔镜检查+黏膜下肌瘤电切术+诊刮术，同时排查子宫内膜有无器质性病变。后来，吴女士做了术前的化验检查，于月经干净后4天，被我收进了妇科病房，做了手术。手术进行得很顺利，宫腔镜下看到了吴女士宫腔近宫底的前壁有一个2.5cm×1.5cm×1cm大小的黏膜下肌瘤，电切子宫肌瘤顺利，同时行诊刮术，一并送病理。

病理结果显示：子宫黏膜下平滑肌瘤，子宫内膜为增生期子宫内膜。

术后一个月，吴女士复查盆腔超声，未见异常，她的白带带血的症状也消失了！

"付医生，我的手术很顺利，现在复查B超也正常，我想问我什么时候可以要二宝？"而我给她的回答就是，她的月经正常，下个月月经干净就可以要二宝了！最后，吴女士满意地离开了医院。

▲ 扫码进交流圈
看热点聊健康

白带带血系列之四：
不是宫颈癌，而是宫颈上这个不起眼的"小肉球"惹的祸

40岁的严女士最近8个月时有同房后出血、血色鲜红、血量不多等症状，平时白带也有血丝，无发热、腹痛等不适。

来我院妇科门诊检查，我发现她的宫颈上长了"小肉球"，学名叫作息肉，1.5cm×1cm大小，触碰后息肉会出血，我建议她住院行宫腔镜手术。

听到自己得了"宫颈息肉"，严女士马上说："付医生，你说我得了宫颈息肉，这个病我十年前就得过，那个时候医生说我的息肉也是1~2cm大小，在妇科门诊医生就给我用弯钳夹掉了，根本不需要住院这么麻烦。"

宫颈息肉，是宫颈上长的大小不一的、粉红色的、质软的"小肉球"状物，是子宫颈腺体和间质的局限性增生。慢性炎症的长期刺激使宫颈管局部黏膜不断增生，增生组织向子宫颈外口突出就形成了息肉。

很多小的宫颈息肉不会造成什么症状，只在体检或者妇科检查时偶然被发现。大的息肉会造成阴道的不规则出血，特别是在性生活以后。

宫颈息肉造成的出血没有规律性，可能发生在任何时候，尤其是性生活以后，这是由于宫颈受到撞击等刺激的结果。

宫颈息肉造成的出血量不大，常常是点滴性的或者血丝样，通常不会达到月经量。

宫颈息肉长得静悄悄，不痛也不痒，因此隐蔽性比较强，不容易被女性感知。

妇科检查见子宫颈息肉通常为单个，也可为多个，红色，质软而脆，极易出

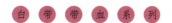

血。可于同房后或者阴道检查后发生出血。息肉呈舌形，可有蒂，蒂宽窄不一，根部可附在子宫颈外口，也可在子宫颈管内。

宫颈息肉大部分是良性的，也有极小的恶变率，文献报道在1%以下。有观点认为，有些所谓的"恶性息肉"，其实不是真正的宫颈息肉，而是脱落到宫颈内的、长得像息肉的恶性肿瘤。但是不管息肉大小、有无症状，都要送病理检查，排除罕见的恶性可能。

另外，由于炎症长期存在，去除息肉后仍易复发。比如严女士10年前做了宫颈息肉手术，目前又长出了宫颈息肉，就考虑为息肉复发。

宫颈息肉治疗的传统方法是用血管钳钳夹息肉，由蒂部摘除。如出血，用棉球压迫即可。严女士10年前的宫颈息肉就是采用的这种简单的传统方法。

但是医学在进步，目前我们处理宫颈息肉时，建议应用宫腔镜评估宫腔，尤其针对有异常子宫出血者（AUB）（如严女士有接触性出血和白带带血的情况），以便做出正确诊断和治疗。

这里需要注意的是：25%的宫颈息肉同时存在子宫内膜息肉，6%的子宫颈息肉来源于子宫腔。如果只是采用传统的方法，极可能遗漏宫颈管内和宫腔内的息肉。

严女士听完我的解释，同意住院手术治疗。

手术前检查后，我安排严女士进入手术室。

术中，常规消毒铺巾，内诊后置入宫腔镜顺利，镜下见宫颈管内息肉样赘生物1.5cm×1cm×0.8cm大小，息肉的根在近宫颈内口处。

我为严女士顺利行宫腔镜下宫颈息肉电切术，切下的宫颈息肉常规送病理检查，术中出血1mL。术后，严女士被推送回病房并如期顺利出院。

病理结果显示：子宫颈息肉。

术后复查正常的严女士不放心地问我："宫颈息肉会复发，应该怎么预防呢？"

我的解答就是：因本病易复发，应定期复查，每3个月复查1次；注意保持外阴清洁，在创面未愈合期间，禁止性生活、盆浴、游泳等。

白带带血系列之五：
绝经10年，居然是子宫腔里面长了癌

62岁的李阿姨已经绝经10年了，有高血压、糖尿病的她一直断断续续地在内科治疗，近3年，她的血压和血糖才控制得平稳一些。

可是最近2年，好久都没有白带的她私处却又有白带了，不仅有白带，白带还时常夹着血丝流出，有时候私处还排出血水或者浆液。

因为自己绝经了，李阿姨不好意思去看妇科，她就去家门口的药店买点外用的治疗阴道炎的药物。可是用药后，症状并无改善。

在女儿的劝说下，她终于来到了医院的妇科门诊。

我接诊后，询问李阿姨，得知她自从绝经后就没有做过妇科检查，另外，李阿姨的母亲是因乳腺癌去世的。

"付医生，妇科都是大姑娘、小媳妇才来的地方。你说我一个老太婆，又绝经了，怎么还会得妇科病。来你们妇科，我都觉得不好意思。"李阿姨对我说。

给李阿姨做了妇科检查、白带常规、宫颈防癌筛查TCT及盆腔超声等检查。结果显示阴道分泌物：清洁度Ⅲ度，BV（＋），细菌性阴道病。B超：子宫内膜厚度12mm，不均匀，可见到不均回声，血流信号丰富。宫颈TCT结果：未见上皮内瘤样病变，中度炎症。

先给李阿姨开了治疗阴道炎的药物，待复查分泌物结果正常，我安排李阿姨入院。

"付医生，我用了你的药物，感觉没有白带，也不出血了，我都好了，你干嘛还收我入院治疗？我有什么大毛病需要住院治疗吗？"李阿姨问我。

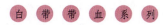
对此我的解释就是，李阿姨绝经10年，间断血性白带2年，她又有子宫内膜癌的高危因素高血压、糖尿病等疾病，且有乳腺癌家族史，B超提示子宫内膜增厚（绝经后子宫内膜的厚度应该小于0.5cm）且回声不均、血流信号丰富，这种情况需要通过宫腔镜检查和分段诊刮术检查有无宫颈和子宫内膜的器质性病变比如子宫内膜癌。

后来李阿姨被安排住进了妇科病房，并做了宫腔镜检查和诊刮术。术后病理结果显示子宫内膜高分化腺癌。

幸运的是病变没有累及宫颈，还算是早期，下一步的处理就是给李阿姨做盆腔核磁共振（MRI）检查，进一步判断李阿姨子宫内膜癌的分期，制定适合她的综合治疗方案：手术及必要时的放化疗治疗。

付虹医生微课堂

对于绝经后阴道流血、绝经过渡期月经紊乱，均应排除子宫内膜癌后再按良性疾病处理。对有以下情况的异常出血，女性要警惕子宫内膜癌：①有子宫内膜癌发病高危因素者如肥胖、不育、绝经延迟者；②有长期应用雌激素、他莫昔芬或雌激素增高疾病病史者；③有乳腺癌、子宫内膜癌家族史者。

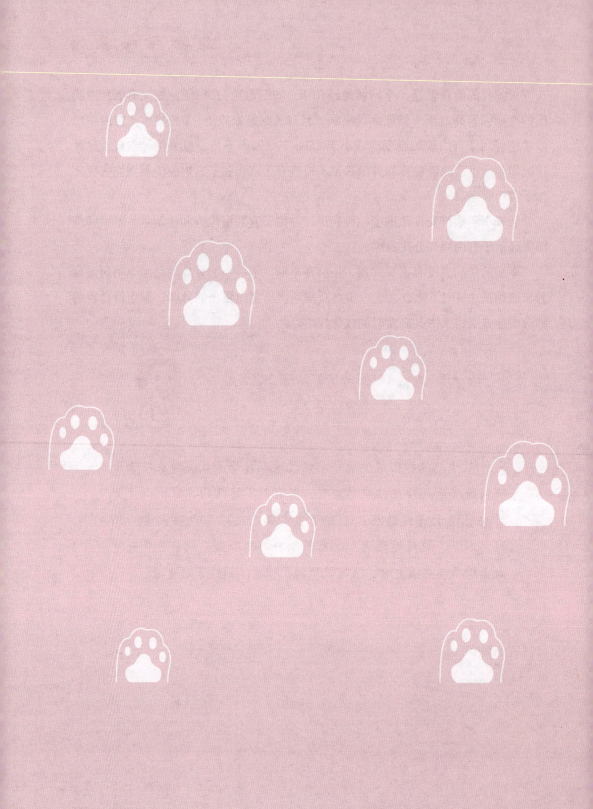

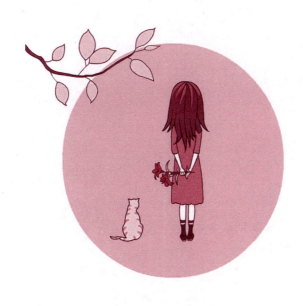

Part 3：私处瘙痒

莫把瘙痒当小病，小病也有大烦恼

扫码领在线电子书

随时关注女性健康

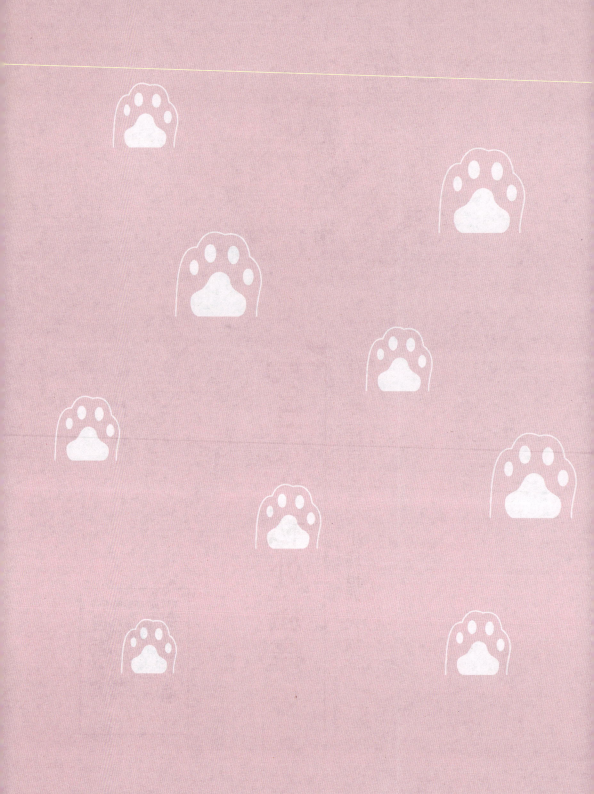

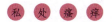

导致外阴瘙痒的疾病不止10个

久未联系的高中同学小王发来微信，抱怨夏天来到，本来穿着漂亮的裙子很开心，可是最近一周外阴瘙痒得厉害，想问问我用什么药物治疗。我告诉她需要妇科检查再决定如何治疗。

不就是外阴瘙痒吗？还需要检查？用点药物止痒不就行了？于是小王有了这么多疑问。

外阴瘙痒并不是一种疾病，而是由外阴各种不同疾病所引起的一种症状，也可发生于外阴无病变者。

对比疼痛，痒似乎不算什么。但是您要知道，当瘙痒严重时，患者会感到奇痒难忍，坐卧不安，甚至影响工作和生活。

那么，下面我们就来看看那些会引起外阴瘙痒的疾病。

（1）感染：一提到外阴瘙痒，育龄期的女性首先想到的就是得了阴道炎，此话不假，外阴阴道假丝酵母菌病（霉菌性阴道炎）和滴虫性阴道炎是引起外阴瘙痒最常见的原因。除此之外，阴虱、疥疮也可导致外阴瘙痒。

（2）鳞状上皮细胞增生：也就是我们俗称的"外阴白斑"，以严重的外阴瘙痒为主要表现，病变早期外阴皮肤呈暗红色或粉红色，角化过度部位呈白色。病变晚期则皮肤增厚、色素增加、皮肤纹理明显，出现苔藓样变，似皮革样增厚，且粗糙、隆起。

（3）疱疹、湿疹、寻常疣、肿瘤等皮肤病变均可引起外阴瘙痒。

（4）糖尿病：除了血糖升高，由于糖尿病对女性外阴的刺激，糖尿病患者也容易得霉菌性阴道炎，故这类患者外阴瘙痒的症状较严重。对于霉菌性阴道炎反复发作者，医生也会建议排查有无糖尿病。

（5）胆红素升高：患肝胆疾病或妊娠期肝内胆汁淤积症者，由于血液内胆红素升高，皮肤受胆盐的刺激，可出现包括外阴瘙痒在内的身体某些部位的瘙痒。

（6）黄疸、维生素A或B缺乏、贫血、白血病等患者可有外阴瘙痒及身体其他部位的瘙痒。

（7）肥皂、避孕套、卫生巾、化纤内裤、化学清洁剂、药物等都可以直接刺激或因过敏引起接触性或过敏性皮炎，导致外阴瘙痒。

（8）不良的卫生习惯也是导致外阴瘙痒的帮凶，平常不注意外阴清洁，皮脂、汗腺、阴道分泌物、经血等，甚至尿液、粪便浸渍，长期刺激外阴，都会使娇气的外阴发生瘙痒。

（9）生理性因素也会导致外阴瘙痒。妊娠期或经前期外阴充血，少数女性可能出现瘙痒、不适。来月经的时候外阴瘙痒，月经过后瘙痒也随之而去。不用担心，这是正常的生理现象。绝经前后的女性发生外阴瘙痒，可能与内分泌失调及围绝经期自主神经功能紊乱有关。

（10）最后就是不明原因的外阴瘙痒，对于这种怎么也找不到原因的瘙痒我们医生更要重视，因为有部分患者长期外阴严重瘙痒，甚至导致了抑郁、自杀，目前有学者认为这可能与精神或心理方面的因素有关。

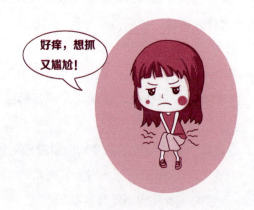

好痒，想抓又尴尬！

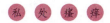

外阴瘙痒也是"病"，如何治疗

外阴瘙痒多发生于阴蒂、大小阴唇、会阴甚至肛周，程度可轻可重，常为阵发性发作，也可呈持续性。有过外阴瘙痒经历的女性都知道，当夜幕来临，这种瘙痒的感觉会如影随形地加剧蔓延。

有一个故事讲：街上有一个卖止痒药的，一个饱受瘙痒痛苦的人欣喜地买了，回到家里，迫不及待地打开，结果打开一层又一层的纸包，最后看到纸上只写了两个字"挠挠"！

的确面对外阴的瘙痒，最直接粗暴的解决办法就是"挠挠"。"挠挠"这个方法确实经济实惠、省时省力。不过，对于外阴娇嫩的皮肤，长期搔抓可引起抓痕、血痂或继发感染如毛囊炎。瘙痒十分严重的时候，因为不断搔抓，阴唇部还会有皮肤的肥厚和浸渍。

所以出现了外阴瘙痒，尤其是长期反复的瘙痒，建议您尽快就医。让医生结合您的病史，仔细地进行局部和全身体检，辅以必要的化验检查，尽可能找到病因，对症治疗。

一般治疗

注意卫生放在首位，建议爱美的妹子们保持外阴清洁、干燥，尽量穿宽松透气的纯棉内裤，避免搔抓以及私处接触或使用刺激性物质。出现了瘙痒，不要"饮鸩止渴"地用热水烫洗，有感染时可以使用1：5000高锰酸钾溶液坐浴，忌酒和辛辣等容易引起过敏的食物。

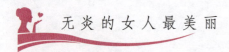
病因治疗

针对引起瘙痒的局部或全身疾病进行治疗，如霉菌、滴虫、糖尿病等；若找到阴虱，应剃光阴毛，煮洗内裤和被褥，局部可用1%马拉硫磷粉剂或25%~50%百部酊。

对症治疗

（1）局部用药：急性炎症时可用3%硼酸液湿敷，洗后局部涂擦氧化锌油膏；慢性瘙痒可用皮质激素软膏或2%苯海拉明软膏涂擦局部。

（2）全身用药：症状严重时，可口服抗过敏药比如氯苯那敏4mg、苯海拉明25mg或异丙嗪25mg，以起到镇静和抗过敏的作用。

超声聚焦治疗或激光治疗

适用于其他方法治疗无效的严重外阴瘙痒患者。

▲ 扫码进交流圈
看热点聊健康

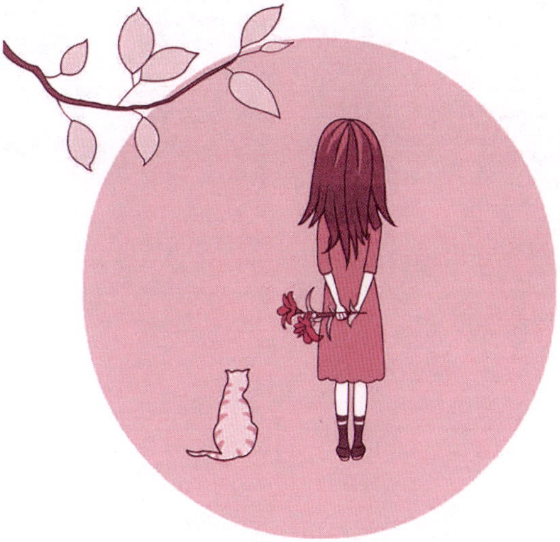

Part 4：宫颈篇

呵护宫颈，远离HPV感染，做无炎女人

扫码领在线电子书

随时关注女性健康

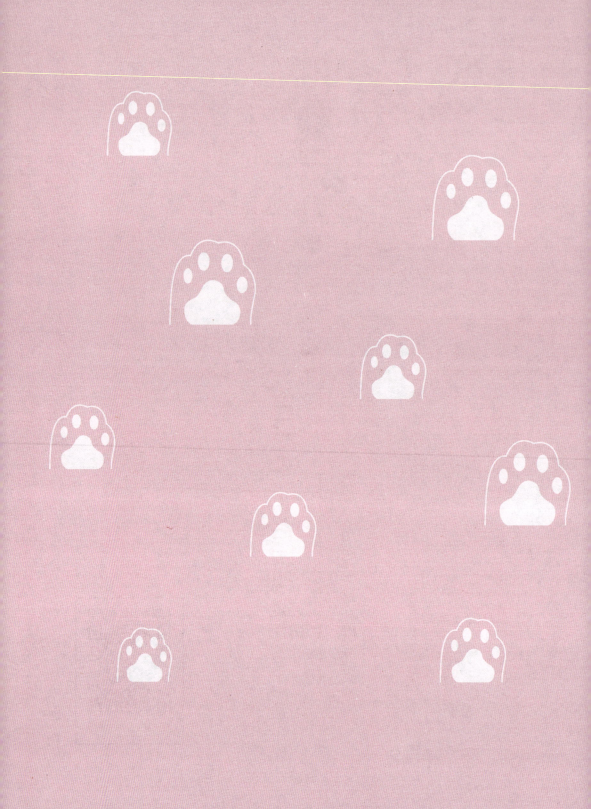

认识宫颈

子宫是产生月经的器官，也是孕育胎儿的温床。子宫是有腔壁厚的肌性器官，呈前后略扁的倒置梨形，重50~70g，长7~8cm，宽4~5cm，厚2~3cm，容量为5mL。

子宫上部较宽，称为子宫体，子宫体顶部称为子宫底。宫底两侧称为子宫角。子宫下部较窄，呈圆柱状，称为子宫颈，习称"宫颈"。

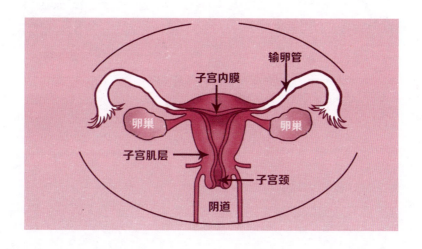

子宫颈主要由结缔组织构成，含少量平滑肌纤维、血管及弹力纤维。子宫颈管黏膜为单层高柱状上皮，黏膜内腺体分泌碱性黏液，可形成黏液栓，堵塞子宫颈管，阻碍下生殖道微生物上行感染。黏液栓成分及性状受性激素影响，发生周期性变化。

　　子宫颈阴道部由复层鳞状上皮覆盖，表面光滑。子宫颈外口柱状上皮与鳞状上皮交接处是子宫颈癌的好发部位。

　　宫颈管的外口即子宫颈口，开口于阴道，简称宫口。宫口前壁短而厚，后壁长而圆的隆起部分分别称为宫颈前唇、后唇。

　　宫颈的作用：月经流出的通道，子宫颈作为精子通过的门户，在生殖过程中占据重要的一席之地。

▲ 扫码进交流圈
看热点聊健康

白带增多、腰酸、下腹坠痛，
不是阴道炎而是宫颈炎

　　妇科门诊，31岁的程程诉说自己最近白带增多，呈脓性，而且腰酸、下腹坠痛。

　　我给程程做了妇科检查，发现宫颈充血、红肿，宫颈管黏膜水肿、外翻，大量脓性分泌物从宫颈管内流出。我诊断她患了宫颈炎。

宫颈炎是什么

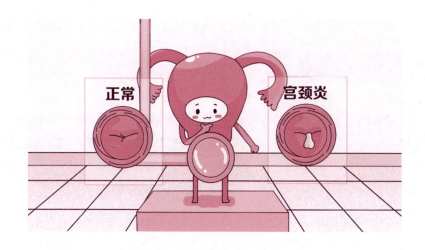

　　宫颈炎少见，多发生在下列情形：①不洁性生活后；②子宫颈损伤（如分娩、流产、宫颈手术或宫颈扩张等导致宫颈损伤）后继发感染；③化学物质刺

激，如不恰当地使用高浓度酸、碱性液体冲洗阴道；④阴道异物，如医务人员不慎遗留的纱布或棉球，或小儿将玩具放入阴道内等。

病原体：①淋球菌和沙眼衣原体，二者是最常见的病原体，主要通过性方式传播，可引起黏液性宫颈炎，淋球菌感染时多合并沙眼衣原体感染；淋球菌和沙眼衣原体沿阴道黏膜上升或直接侵犯子宫颈的柱状上皮，沿黏膜面扩散引起浅层感染，从而引发急性炎症；衣原体感染宫颈后可持续存在而无明显症状。②一般化脓菌，如链球菌、葡萄球菌、肠球菌、大肠杆菌等。③原虫，包括滴虫和阿米巴原虫。滴虫性阴道炎发生后，炎症可沿阴道黏膜蔓延，累及宫颈而引起急性炎症。

对母儿的危害

妊娠期淋球菌感染对母儿均有不利影响，可引起胎儿宫内发育迟缓、绒毛膜羊膜炎，最终导致胎膜早破、早产。约1/3新生儿通过未治疗孕妇产道时可感染，出现淋球菌结膜炎，如果治疗不及时，则感染可穿透角膜，导致失明。而产妇由于产道损伤，抵抗力差，易发生产褥期感染，甚至播散性淋病，引起全身感染。

宫颈炎有什么表现

阴道分泌物增多是急性宫颈炎最常见的症状，有时甚至是唯一症状。白带呈黏液脓性或脓血性，其刺激可引起外阴瘙痒及灼热感，患者多伴有不同程度的下腹坠痛、腰背疼痛、性交疼痛和尿路刺激症状，可出现经间期出血、性交后出血，合并尿路感染，还可出现尿急、尿频、尿痛，并伴有轻度发热等。

当感染沿着宫颈淋巴管向周围扩散时，可引起宫颈上皮脱落，在宫颈局部形成溃疡。如果病变进一步蔓延，则可导致结缔组织炎，出现不同程度发热。

亦有部分患者无症状。

妇科检查可以查到什么

妇科检查见宫颈充血、红肿，宫颈管黏膜水肿、外翻，大量脓性分泌物从宫颈管内流出。当病原菌是淋球菌时，尿道、尿道旁腺、前庭大腺亦可同时感染而有脓液排出。部分病情严重者有盆腔炎表现。

诊断

（1）病原体检测：应用衣原体及淋病奈瑟菌的检测，以及有无细菌性阴道病及滴虫性阴道炎。

（2）检测淋病奈瑟菌：淋病奈瑟菌培养，为诊断淋病的金标准方法。

（3）检测沙眼衣原体：酶联免疫吸附试验检测沙眼衣原体抗原，为临床常用的方法。由于宫颈炎也可以是上生殖道感染的一个征象，因此，对子宫颈炎患者应注意有无上生殖道感染。

如何治疗

宫颈炎的治疗需采用全身治疗，不用局部药物治疗，更不宜做电灼等物理治疗，以免炎症扩散。当合并急性子宫内膜炎和盆腔炎时，需要给予相应的治疗。抗生素选择、给药途径、剂量和疗程要根据病原体和病情严重程度决定。

（1）经验性抗生素治疗：对有以下性传播高危因素的患者（如年龄小于25岁，多性伴或新性伴，并且为无保护性性交），在未获得病原体检测结果前，采用针对衣原体的经验性抗生素治疗，方案为阿奇霉素1g，单次顿服；或多西环素100mg，每日2次，连服7日。

（2）针对病原体的抗生素治疗。

1）单纯急性淋病奈瑟菌性子宫颈炎：主张大剂量、单次给药，常用药物有头孢菌素，如头孢曲松钠250mg，单次肌内注射，加用丙磺舒1g口服；头孢噻肟钠500mg，肌内注射；另可选择氨基糖苷类抗生素中的大观霉素4g，单次肌内注射。

2）沙眼衣原体感染所致的宫颈炎：治疗药物主要有：①四环素类，如多西环素100mg，每日2次，连服7日。②红霉素类，阿奇霉素1g，单次顿服；左氧氟沙星500mg，每日1次，连服7日；莫西沙星400mg，每日1次，连服7日。

由于淋病奈瑟菌感染常伴有衣原体感染，因此，若为淋菌性子宫颈炎，治疗时除选用抗淋病奈瑟菌药物外，还应同时应用抗衣原体感染药物。

3）合并细菌性阴道病：同时治疗细菌性阴道病，否则将导致子宫颈炎持续存在。

4）妊娠期用药建议使用头孢菌素及阿奇霉素治疗。

（3）性伴侣的治疗：若子宫颈炎患者的病原体为沙眼衣原体及淋病奈瑟菌，应对其性伴侣进行相应的检查及治疗。

（4）随访：治疗后症状持续存在者，应告知患者随诊，对持续性宫颈炎症，需要了解有无再次感染性传播疾病，性伴侣是否进行治疗，阴道菌群失调是否持续存在。

▲ 扫码进交流圈
看热点聊健康

物理治疗可以治疗哪些宫颈疾病

物理治疗

对表现为糜烂样改变的宫颈，若为无症状的生理性柱状上皮异位，则无须处理。对糜烂样改变伴有分泌物增多、乳头状增生或接触性出血者，可给予局部物理治疗，包括激光、冷冻、微波等方法；也可给予保妇康栓治疗或作为物理治疗前后的辅助治疗。但治疗前必须经筛查除外子宫颈上皮内瘤变和子宫颈癌。

物理治疗是目前治疗宫颈糜烂最常用的方法之一，具有疗程短、疗效好的优点，适用于中度、重度糜烂，糜烂面积较大，炎症浸润较深的患者。治疗原理在于使糜烂面坏死、脱落，原有柱状上皮被新生鳞状上皮覆盖。一般只需治疗一次即可治愈。

（1）电熨。

使用方法：将专门用于治疗宫颈的"电熨斗"与糜烂面接触后加压，由内向外来回移动，直到略超过糜烂面（约3mm）组织呈乳白色或微黄色为止。局部可涂用1%甲紫。一般近宫口处烧灼稍深，并深入颈管内0.5~1cm，越近边缘越浅。术后2~3天内阴道分泌物较多，有时可呈脓样，适当冲洗阴道有利于创面愈合。2周内阴道可有少量出血，2~3周阴道可能有少量出血，2~3周后创面脱痂，鳞状上皮开始修复。治愈率约为80%。

（2）激光治疗。

1）原理：激光使糜烂组织碳化结痂，术后3周左右痂皮脱落，创面生长出新的鳞状上皮而修复。照射范围应超过糜烂面2mm，烧灼深度：轻症为2~3mm，重症为4~5mm。治愈率为80%~90%，治愈时间为1~3个月，术后有脱痂、流水、出血等反应。

2）禁忌证：孕妇、月经过多或过频的患者以及有全身性疾病（如血液病、肝病、严重的心脏病等）的患者。

3）术后处理：如出现继发感染，则采用抗菌药物和止血药物辅助治疗。每月复查一次，观察创面愈合情况。注意观察宫颈管有无狭窄。由于激光治疗对月经周期有一定影响，因此术后第1~2次月经经常出现提前、量增多和经期延长等症状。

（3）冷冻治疗：以液氮为制冷源，运用快速降温装置达到超低温（-196℃），使糜烂面冻结、变性、坏死而脱落，新生的鳞状上皮重新覆盖宫颈阴道部而达到治疗目的。冷冻治疗不形成瘢痕，一般不会发生宫颈狭窄，所以比较适合有生育要求的女性。病变以宫颈直径不超过4cm、糜烂范围不超过2/3为宜，这样能保证探头大小盖住糜烂区。治愈率为80%~90%，愈合时间平均为2个月。

副作用：阴道分泌物增多，冷冻后4~6小时开始有水样分泌物，第3~4天分泌量达到最高峰，每天为200~300mL，待痂皮脱落后逐渐减少，可持续1个月。另外，还会伴有出血。主要缺点为阴道排液量多、时间较长，持续2~4周。

（4）微波治疗：微波电极接触局部病变组织时，瞬间产生高热效应（44~60℃），从而达到使组织凝固的目的，并可出现凝固性血栓而止血，治愈率为90%左右。

（5）波姆光治疗：采用波姆光照射糜烂面，直至变为均匀灰白色，照射深度为2~3mm，治愈率为80%左右。

物理治疗注意事项：①治疗前，应常规行子宫颈癌筛查；②有急性生殖道炎症列为禁忌；③治疗选在月经干净后3~7天内进行；④物理治疗后阴道分泌物增多，甚至有大量水样排液，术后1~2周脱痂时可有少许出血；⑤在创面尚未完全愈合期间（4~8周）禁盆浴、性交和阴道冲洗；⑥物理治疗有引起术后出血、子宫颈狭窄、不孕、感染的可能，治疗后应定期复查，观察创面愈合情况直到痊愈，同时注意有无子宫颈狭窄。

手术治疗

以上方法无效，或宫颈肥大，糜烂面深广，且颈管受累者，可考虑宫颈锥切术或全子宫切除术。

宫颈LEEP术

（1）适应证：宫颈糜烂面较深、累及宫颈管者，宫颈肥大者，如经以上治疗无效，或疑有癌前病变者。

（2）缺点：由于切下的标本外源已被电刀破坏，因此影响对疑有子宫颈癌患者的诊断。

冷刀锥切术

切下的标本可以更好地进行病理检查，锥切后应缝合创面，此法瘢痕小，术后出血概率小。

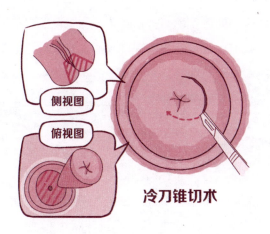

冷刀锥切术

侧视图

俯视图

宫颈囊肿需要治疗吗

自从有了明察秋毫的B超，妇科疾病谱里就又多了很多名词，比如"盆腔积液""脂肪肝""宫颈囊肿"……今天我们就说说"宫颈囊肿"。

在门诊，经常会有女性朋友愁眉苦脸地拿着B超结果问我："付医生，我长了个囊肿，怎么办？"

我赶忙拿过超声结果，想看看到底是哪里长囊肿了，结果虚惊一场，因为看到的只是"宫颈囊肿"。

那么宫颈囊肿到底是什么？需不需要治疗呢？

宫颈囊肿是什么

教科书上与之匹配的，就是"宫颈腺体囊肿"，概念如下：在宫颈糜烂愈合过程中，新生的鳞状上皮覆盖宫颈腺管口或深入腺管后堵塞腺管开口，腺管周围的结缔组织增生或瘢痕压迫腺管，使腺管变窄甚至堵塞，导致腺体分泌物引流受阻、潴留，形成大小不等的囊形肿物。

宫颈囊肿多为生理性

大部分宫颈腺体囊肿可发生于宫颈柱状上皮异位时，而并非炎症表现。检查时见宫颈表面突出多个分散的青白色、半透明状小囊泡，内含无色黏液，直径2~3mm，偶可达1cm。

若囊肿感染，则外观呈白色或淡黄色，囊内液体呈混浊脓性。表面光滑的宫颈也常见到此类囊肿。

治疗

既然大部分宫颈囊肿发生于宫颈柱状上皮异位时，而非炎症表现，也就不需要治疗了。对于合并炎症需要治疗的"宫颈糜烂"，可以在治疗"宫颈糜烂"的同时处理宫颈囊肿，对于存在急性感染的情况，需要先行抗感染治疗。

付虹医生微课堂

宫颈出现何种情况需要进一步诊断和治疗？

出现血性白带的时候，比如同房后出血、白带带血的时候，需要排除宫颈病变，需要及时去正规医院接受诊断和治疗。

查出自己是HPV（＋），结合TCT的结果，看看是否需要进一步的阴道镜检查，对于HPV16和HPV18阳性的结果，需要直接转诊阴道镜，取活检送病理，根据病理结果，是炎症仅需对症治疗，CIN1（CIN：宫颈上皮内瘤变）可以随诊定期复查，CIN2及以上型别的病变可能需要手术治疗。

"宫颈糜烂"能致癌吗

一次妇科门诊，一个病人过来找我复查宫颈糜烂，自述1个月前在老家的一家医院被诊断为宫颈糜烂，上药1个月，要求复查结果。

"听人说，宫颈糜烂不积极治疗，会癌变！"她非常担心地对我说。

"那您当时做宫颈防癌检查了吗？"我问道。病人疑惑地摇摇头。

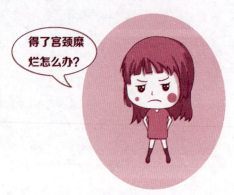

"宫颈糜烂"这一妇科的专业术语，自1850年至20世纪80年代，用于诊断"慢性宫颈炎"长达数百年，虽然"宫颈糜烂"这一术语目前已从教科书中删除，可是还有许多人不知道，下面科普一下。

"宫颈糜烂"的本质

国内教科书以往对"宫颈糜烂"的描述为：宫颈外口充血、发红、颗粒状外观。而现在我们知道宫颈上皮是由阴道鳞状上皮与宫颈管柱状上皮共同组成的，两者交接部位在宫颈外口，但此交接部并不恒定，而是随着体内雌激素水平的变化发生外移或者内移。当宫颈鳞状上皮脱落时，脱落面会被柱状上皮覆盖，其下方间质内的毛细血管会隐隐透出，呈现红色。

因此，"宫颈糜烂"并非真正的糜烂面，医学上将"宫颈糜烂"看作鳞-柱交界部外移形成的宽大转化区及内侧的柱状上皮。

宫颈糜烂是种疾病吗

"宫颈糜烂"不是疾病，而是一种生理现象。我们每个人的原始鳞-柱交界部因体内雌激素水平不同而位置有所不同，因此转化区的形态也是不一样的。有的人鳞-柱交界部长得靠外，那她就会出现"宫颈糜烂"；另有一些人的交界部长得靠近宫颈管内部，那她就表现为宫颈光滑。而且，随着我们体内激素的变化，鳞-柱交界部和转化区也会移动。

发现"宫颈糜烂"需要怎么处理

宫颈早期癌变时，宫颈的外观与宫颈糜烂没有显著差异，当发现宫颈糜烂时，需要做宫颈癌的早期筛查，包括宫颈细胞学检查和HPV检测（有条件者可查），以上检查出现问题时应进一步做阴道镜检查及病理活检，以进一步诊断。

直接治疗"宫颈糜烂"可取吗

目前仍然有一些私立医院未给患者做宫颈癌的早期筛查，就直接对患者进行电熨、激光、冷冻等治疗，这是不可取的。不做宫颈癌筛查即行治疗，可能遗漏宫颈浸润癌或高级别癌前期病变（CIN3/AIS），这对患者来说是危险的。

另外，治疗还可能造成以下伤害：如宫颈外口粘连或闭锁，创伤导致"宫颈炎"或"宫颈子宫内膜异位症"，从而引起性生活后出血或长期白带带血、宫颈功能不全，导致妊娠流产或早产等。

"宫颈糜烂"会致癌吗

随着医学科学的进步，特别是近十年来对宫颈癌及其癌前病变病因与发病机制的深入研究，全球范围内大量循证医学的研究表明：大约有16种之多的致癌型

HPV（WHO认定其中13种最具致癌潜能：16型、18型、31型、33型、35型、39型、45型、51型、52型、56型、58型、59型和68型）的持续感染（至少持续2年），与宫颈癌及其癌前期病变的发生发展密切相关。

曾经认为与宫颈癌有关的"宫颈糜烂"，现认为与宫颈癌的发生无关。

有症状的"宫颈糜烂"如何处理

值得注意的是，"宫颈糜烂"可以与宫颈炎同时存在，尤其是当您出现白带增多、呈脓性，经间期出血，性交后出血等不适的时候，除了需要做宫颈癌的早期筛查，还须按照宫颈炎的诊断标准进行诊断，同时筛查淋菌、衣原体等致病微生物，发现微生物感染时，可使用抗生素治疗。

筛查宫颈病变做TCT还是HPV

TCT是宫颈的病理学检查，就是在显微镜下看细胞有没有病变，而HPV检测是病毒学的检查，检查是否存在容易导致宫颈癌和宫颈癌前病变的病毒。30岁以下的女性，只查TCT即可；30岁以上的女性，如果条件允许，双查当然是最理想的选择，如果经济条件有限，那就只查其中的一项，比如TCT。

▲ 扫码进交流圈
看热点聊健康

"宫颈糜烂"会导致不孕吗

近日，有女性读者留言，告诉我她在医院查出了"宫颈糜烂"，医生告诉她"宫颈糜烂"会导致不孕，建议她积极治疗，避免不孕。她想知道，"宫颈糜烂"到底会不会导致不孕？需要治疗吗？

"宫颈糜烂"只是一个过时的诊断，它不是疾病，只是一种生理现象，也不会导致癌症，更不需要因为单纯的"宫颈糜烂"而进行治疗。

那么，"宫颈糜烂"会不会影响怀孕呢？会不会导致不孕呢？"宫颈糜烂"不是病，为什么那么深入人心地让大家认为需要治疗呢？

"宫颈糜烂"的前世今生

以往的"慢性宫颈炎"通常包括"宫颈糜烂"、宫颈息肉、宫颈肥大、宫颈纳囊等几种情况，但是随着医学的进步，科学家们早就发现，此时的宫颈局部组织中已不再有大量病原体的繁殖，既然没有了病原体，"慢性宫颈炎"的诊断也随之与时俱进地烟消云散了。

但是，对于"宫颈糜烂"是否会导致不孕，我仔细地查找了文献和教科书，整理如下。

《中华妇产科学》第三版不孕症的章节中，导致不孕症的子宫因素中，宫颈因素作为其中的原因之一。子宫颈作为精子通过的门户，在生殖过程中占据重要的一席之地。宫颈腺体分泌碱性黏液，阻碍下生殖道微生物上行感染。

在排卵期，雌激素作用后的宫颈黏液还有几个作用：①形成管道系统，有利于精子通过并直接进入宫腔；②形成精子的储存池，将精子不断地向宫腔内释放，以保持精子的受精潜能；③将非精子物质和死精子过滤掉。

宫颈的炎症或宫颈损伤有可能改变宫颈黏液的性状和（或）宫颈的解剖结构而不利于精子通过。

从中我们可以看出，文中并未提及"宫颈糜烂"可以导致不孕，只有宫颈的炎症或宫颈损伤改变了宫颈的解剖结构才可能导致不孕。

乔杰主编的2013年6月出版的《生殖医学临床诊疗常规》中不孕症的章节中，对导致不孕症的病因中宫颈因素的描述如下：宫颈是精子进入宫腔的主要通道，宫颈异常将影响精子的活动、上游与储存。

（1）宫颈炎症：宫颈裂伤，由于宫颈管内黏稠脓性白带增多，不利于精子穿透子宫颈管，可导致不孕。

（2）子宫颈发育不良：如先天性宫颈狭窄或闭锁、宫颈先天发育不良。

（3）宫颈肿物：常见宫颈息肉与宫颈肌瘤。

（4）宫颈黏液功能异常。

从中我们可以看出，中度、重度的"宫颈糜烂"，因为会同时存在白带多且黏稠，所以被认为可能会导致不孕。

查体发现了"宫颈糜烂"，又打算要宝宝的你应该怎么办（无生育要求的处理大致相同）？

"宫颈糜烂"目前的正确的医学术语是"宫颈柱状上皮异位"，对于无症状的"宫颈柱状上皮异位"，我们应该知道，宫颈早期癌变时，宫颈的外观与"宫颈柱状上皮异位"没有显著差异，需要做宫颈癌的早期筛查，包括TCT和HPV检测，出现问题时应进一步做阴道镜检查及病理活检，以进一步诊断。

如果结果正常，无症状的宫颈柱状上皮异位不影响怀孕，可以直接要宝宝。

对于外阴瘙痒、白带增多、有异味的"宫颈柱状上皮异位"，除了上述宫颈癌的早期筛查，还需要排查有无阴道炎、宫颈炎，建议阴道分泌物、宫颈分泌物筛查淋菌、衣原体等致病菌，发现微生物感染时，可使用抗生素进行治疗。炎症治愈后，可以要宝宝。

经过筛查，出现炎症积极治疗后，宫颈癌的筛查结果也正常，却还有白带多，黏稠的宫颈中、重度糜烂，可以考虑局部治疗，方法有物理治疗、药物治疗和手术治疗。

其中物理治疗包括电熨、激光治疗、冷冻治疗、微波治疗和波姆光治疗。治疗原理在于使糜烂面坏死、脱落，原有柱状上皮被新生鳞状上皮覆盖，一般只需治疗一次即可治愈。其中的冷冻治疗不形成瘢痕，一般不会发生宫颈狭窄，所以比较适合有生育要求的女性。

付虹医生微课堂

对于那种仅仅给你做个妇科检查或者做了个阴道镜，就告诉你得了"宫颈糜烂"，如果不积极治疗就会致癌或者导致不孕的医生，希望你擦亮双眼、捂紧钱包，"走"为上策！然后再找一家正规的医院，寻求靠谱的医生接受靠谱的诊治。

扫码问专家
细心指导答疑
为你排忧解难

得了这几种"宫颈糜烂"，必须治疗

受广告的影响，过来做妇科检查的年轻女性十有八九会问：医生，我的宫颈正常吗？有"宫颈糜烂"吗？

当我告知她们检查结果显示宫颈光滑，没有糜烂的时候，女性朋友就会格外得开心。但是如果有"宫颈糜烂"，女性朋友大多会提问：吓死宝宝了！严重不严重？需不需要治疗？

一看到"糜烂"二字，女性朋友多会惶恐。糜烂，是指表皮或黏膜上皮的局限性浅表缺损。国内教科书以往对"宫颈糜烂"的描述为：宫颈外口充血、发红、颗粒状外观。

但是近年来的研究表明，"宫颈糜烂"只是一个过时的、错误的诊断。大部分的"宫颈糜烂"并非真正意义上的糜烂面，"宫颈糜烂"在现在正确的称呼应该是"宫颈柱状上皮外移"，大部分的"宫颈糜烂"是不需要治疗的。

首先建议所有有"宫颈糜烂"表现的女性做宫颈癌的早期筛查，筛查内容包括TCT和HPV检测（有条件者可查），出现问题时应进一步做阴道镜检查及病理活检，方便进一步诊断。

"宫颈糜烂"表现为以下情况，需进一步治疗 。

（1）查体发现"宫颈糜烂"的同时，伴有阴道分泌物增多，分泌物呈黏液脓性，外阴瘙痒，甚至出现经间期出血、性交后出血等症状。需要进一步检查宫颈和阴道分泌物，并做衣原体及淋病奈瑟菌的检测。如诊断为阴道炎或者急性宫颈炎，需要对症进行药物治疗。

（2）查体发现"宫颈糜烂"的同时，伴有阴道分泌物增多，分泌物呈淡黄色或脓性，性交后出血，月经期间出血，偶有分泌物刺激引起外阴瘙痒或不适，妇科检查发现"宫颈糜烂"样改变，或有黄色分泌物覆盖子宫颈口或从宫颈口流出，检查无阴道炎和急性宫颈炎表现，对于糜烂样改变伴有分泌物增多、乳头样增生或接触性出血者，可给予局部物理治疗，包括激光治疗、冷冻治疗、微波治疗等方法，治疗前必须常规筛查除外子宫颈癌和子宫颈癌前病变。

（3）TCT和HPV检测（有条件者可查）后，结果出现异常时应进一步做阴道镜检查及病理活检，以进一步诊断。如果病理结果为CIN1（宫颈上皮内瘤样病变1级），除对阴道镜检查满意、依从性好、有较好随访条件的CIN1患者可随访外，其余的均应接受治疗如冷冻治疗、激光治疗等。病理结果CIN2、CIN3及宫颈癌必须接受手术治疗。

付虹医生微课堂

大部分"宫颈糜烂"是一种生理表现，和宫颈癌无相关性，不会致癌，使用药物通常不能使糜烂消失，而且存在"宫颈糜烂"的女性多数没有什么不适的表现，所以不需要单纯为无症状的"宫颈糜烂"进行治疗。至于需要治疗的几种"宫颈糜烂"的情况，还请您记好了哟！

扫码问专家
细心指导答疑
为你排忧解难

宫颈肥大是房事过度引起的？
会导致不孕吗

就在几天前，30岁的方方挂号过来看病，她拿着手机指着上面一篇文章给我看，这篇科普文章中写道：宫颈肥大是慢性宫颈炎的一种，大部分宫颈肥大是房事过度引起的，过度的房事会使宫颈部位出现水肿和充血，持续的水肿和充血使得宫颈变得肥大。宫颈肥大严重了，则会进一步引发其他疾病而导致女性的不孕。此外，宫颈肥大还会引起分娩困难，导致难产。

"医生，3周前我们单位组织体检，体检的医生就告诉我有宫颈肥大，吓坏我了。我还想今年要宝宝呢！您赶紧帮我把宫颈肥大治好了，我才能要孩子啊！"方方焦急地说。

翻看第8版《妇产科学》，里面关于慢性宫颈炎的诊断，其中涉及宫颈肥大的内容。宫颈肥大是指慢性炎症的长期刺激，使宫颈组织充血、水肿，炎性细胞浸润和结缔组织增生，或者腺体黏液潴留形成囊肿，以上因素均可使宫颈呈不同程度的肥大，可以2~3倍于正常大小，但表面多光滑，呈淡红色或乳白色，不易出血，有时可见到潴留囊肿突起。

没有证据表明房事过度会引起宫颈肥大。

宫颈肥大一般无需治疗

在不孕症的病因中，子宫颈作为精子通过的门户在生殖过程中占据重要的一席之地。宫颈黏液分泌碱性黏液，阻碍下生殖道微生物上行感染。宫颈的炎症或损伤有可能改变宫颈黏液的性状和（或）宫颈的解剖结构而不利于精子通过。所以单纯的"宫颈肥大"不会影响受孕。

宫颈肥大到底有无病原体的感染呢

慢性宫颈炎通常包括宫颈糜烂、宫颈息肉、宫颈肥大、宫颈纳囊等几种情况，在国外的研究中发现，此时宫颈局部组织中已不再有大量病原的繁殖，因此国外以及国内的许多教科书已经放弃"慢性宫颈炎"的概念。

难产的正规术语是异常分娩，导致异常分娩的原因有产力异常、产道异常、胎儿异常及精神因素。其中的产道因素包括宫颈异常，宫颈异常包括宫颈粘连和瘢痕、宫颈坚韧、宫颈水肿和宫颈癌。

其中，宫颈水肿是指宫口未开全时过早使用腹压，致使宫颈前唇长时间被压，血液回流受阻引起水肿。可以看出，宫颈水肿和宫颈肥大也是两回事。宫颈肥大不会导致难产。

方方体检的宫颈TCT结果正常，我又给她做了妇科检查和阴道分泌物的检查，她的宫颈直径为5cm，表面光滑，阴道分泌物结果正常。

我告诉她，她的宫颈肥大不影响她要孩子。

"医生，频繁的性生活不会导致宫颈肥大，我记住了，可是频繁的性生活会导致私处的炎症吗？怎么才算规律的性生活呢？"方方问道。

羞羞的话题光明正大的科普：

频繁的性生活，性交后阴道内pH值可上升至7.2并维持6~8小时，pH值上升有利于厌氧菌及一些微生物的生长，容易导致阴道炎。

对于想要宝宝的女性，最新版国内的不孕不育诊断标准中提到：规律的性生活，即每2~3天一次性生活对成功受孕最有利。

听完我的详细解答，方方满意地走了。

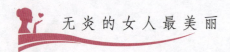
付虹医生微课堂

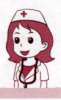

房事过度不会引起宫颈肥大，也不会导致不孕，更不会导致难产，但是容易诱发阴道炎，想要孩子的朋友们可以通过规律的性生活要宝宝（规律的性生活是每2~3天一次）。

扫码问专家
细心指导答疑
为你排忧解难

宫颈TCT查出了高度病变，
我是得了"宫颈癌"吗

42岁的马女士最近2周感觉外阴瘙痒，白带也变成了泡沫状，还有难闻的异味。

妇科门诊，问过病史，我给马女士做了妇科检查和白带常规，了解到马女士已经多年未做过宫颈癌的筛查，我同时给她做了宫颈癌TCT的检查。

结果查体及白带常规结果，诊断马女士患了滴虫性阴道炎。

甲硝唑方案对滴虫病的治愈率为84%~98%，我给马女士开了甲硝唑口服治疗滴虫性阴道炎，并嘱咐她治疗期间避免无保护性性生活。

对性伴侣的治疗可增加治愈率，治疗患者性伴侣可缓解其症状，达到微生物治愈和减少性传播。经过马女士同意，我给她的老公也开了治疗药物。

TCT结果显示：高级别鳞状上皮内病变（HSIL），马女士吓坏了，问我："付医生，我是不是得了宫颈癌？"

TCT报告的结果主要分为以下7种。

（1）未见上皮内病变细胞或恶性细胞(NILM)：表示宫颈细胞正常，无须特殊处理，是正常的结果。

（2）无明确诊断意义的不典型鳞状细胞(ASC-US)：表示宫颈细胞可能发生了病变。出现ASC-US，建议做HPV分型检查。若合并高危型HPV感染，则需要进一步阴道镜下宫颈活检确诊，如无高危型HPV感染，可3~6个月后复查TCT。

（3）非典型鳞状细胞，不除外高级别鳞状上皮内病变(ASC-H)：表示宫颈细胞发生了癌前病变或癌，但细胞的异常不够确切诊断，需要阴道镜下宫颈活

117

检确诊。

（4）低级别鳞状上皮内病变(LSIL)：表示宫颈细胞可能发生了低级别的癌前病变，需要阴道镜下宫颈活检进一步确诊。

（5）高级别鳞状上皮内病变(HSIL)：表示宫颈细胞发生了可疑高级别癌前病变，需要进行阴道镜下宫颈活检确诊。

（6）非典型腺细胞(AGC)：表示宫颈管细胞发生了一些病变，需要进行阴道镜检查及宫颈管组织病检确诊。

（7）鳞状细胞癌：表示宫颈细胞已经发生癌变，若能明确组织类型，报告为角化型鳞癌、非角化型鳞癌等，则需要入院治疗。

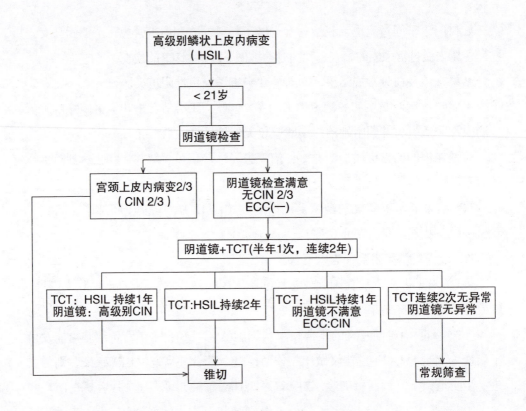

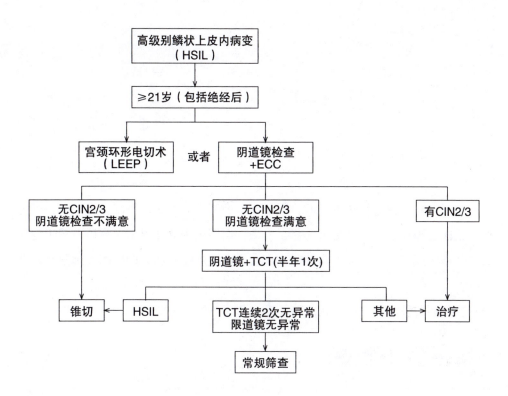

简单总结这两项检查之间的关系，HPV是检测有无可能导致宫颈病变和宫颈癌的高危病毒感染，TCT是检查在致病因素的作用下，宫颈细胞是否发生了异常变化，也就是说HPV是查原因，TCT是看结果。因此，只有结合这两项结果，才有助于医生做出准确的诊断。

鉴于马女士的TCT结果为高级别鳞状上皮内病变（HSIL），我建议她转诊阴道镜检查+宫颈管搔刮术（ECC）。

等待病理结果，再给马女士下一步的治疗建议。

HPV离宫颈癌有多远

中国人自古就是喜聚不喜散，干什么事情都喜欢组团，组团去日本、韩国血拼，组团去国外生孩子，最近又多了一项：组团去香港注射HPV疫苗。至于为什么要打HPV疫苗，基于大家都知道HPV会导致宫颈癌，那么HPV离宫颈癌到底有多远？

查找相关教材和文献，我总结如下，希望对您有帮助。

神秘的HPV的真面目

HPV属于乳头瘤病毒科，是一种无包膜的双链闭合环状DNA病毒，在人和动物中广泛分布，对人体特异部位的上皮细胞具有亲和力。

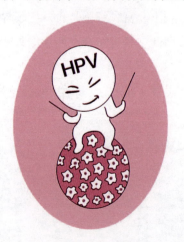

长期以来，已知人乳头瘤病毒可引起人类良性的肿瘤和疣，如生长在生殖器官附近皮肤和黏膜上的人类寻常疣、尖锐湿疣以及生长在黏膜上的乳头状瘤。但同时大量的研究发现，HPV感染也与多种人类恶性肿瘤的发生有关，如宫颈癌、外阴癌、阴茎癌、肛门癌、前列腺癌、膀胱癌、食管癌、胃癌、大肠癌、口腔癌、喉癌、鼻腔鼻窦癌及肺癌等。

HPV分型和宫颈癌的关系

HPV分为高危类型和低危类型，持续的高危病毒感染是导致宫颈鳞癌及其癌前病变的最重要的致病因素，几乎所有（＞99.9%）病变中都有高危病毒感染。具体高危HPV的种类有16种之多，WHO认定其中13种最具致癌潜能：16型、18型、31型、33型、35型、39型、45型、51型、56型、58型、59型和68型。

其中HPV16和HPV18导致了70%的宫颈癌，HPV45和HPV31则分别承包了5%和10%的宫颈癌。

HPV感染多久才叫持续性感染

如果在间隔4～6个月或6～12个月的相邻两次随访中，同一患者的阴道宫颈检测样本均显示HPV阳性且为同种类型，则称为此种类型HPV的持续性感染。

HPV低危感染会导致什么病

低危病毒是导致生殖道肛周疣的病原体，HPV6和HPV11就和90%的生殖道疣以及96%的尖锐湿疣有关，但不会导致癌变。

HPV感染在女性普遍存在

70%~80%的女性在其一生中至少有一次HPV感染。30岁以后HPV感染率下降，且随着年龄的增长，其感染率呈逐渐下降的趋势。

HPV的感染途径

直接的皮肤与皮肤接触是HPV感染最有效的途径。病毒不通过血液或体液传播（例如精液）。生殖器性病毒主要感染黏膜以及相邻的生殖器皮肤。

🌹 机体清除HPV的时间

HPV感染如此常见，不过值得庆幸的是，80%的HPV感染可以自我清除。HPV的自我清除时间主要由HPV型别决定，低危型HPV需要5~6个月，高危型HPV需要8~14个月。

宫颈癌的癌前阶段分为CIN1、CIN2、CIN3，即宫颈上皮内瘤样病变1、2、3级。

持续的HPV感染对宫颈癌的发展具有非常重要的影响，而且是CIN2以及CIN3进展的分子标记。

🌹 HPV离宫颈癌到底有多远

高危型HPV感染平均8~24个月可发生CIN1、CIN2、CIN3，再平均8~12年可发生宫颈癌。

宫颈癌是常见HPV感染发生的偶然事件，却具有必然性。

🌹 HPV（＋）不是癌

值得注意的是，HPV（＋）不一定有CIN1或CIN2、CIN3及宫颈癌。HPV（＋）主要指"High-Risk" Types of HPV。

30岁以前不用HPV检测做筛查，仅有HPV（＋）也不必做宫颈环状电切术（LEEP）或宫颈冷刀锥切术（CKC）。

看到这里，可能您会迷惑，既然查出了HPV，那应该怎么办呢？是要干等着它自然消亡还是治疗？HPV分型检测的意义何在？答案如下。

（1）进行宫颈病变及宫颈癌的早期筛查。

（2）对大量细胞学检测结果分流，发现高危人群。

（3）术后追踪和随访。

（4）指导HPV疫苗的研究和使用。

最后，回到文章的问题，HPV离宫颈癌到底有多远？您知道答案了吗？

总结一下，当位于育龄期的女性朋友，查出自己是HPV（＋），如果是上面所说的WHO认定的13种最具致癌潜能中的一种或者几种，不要恐慌，去专业正规的医院接受妇科医生的指导和进一步处理，结合TCT的结果，看看是否需要做进一步的阴道镜检查。

当然对于HPV16和HPV18阳性的结果，需要直接转诊阴道镜，取活检送病理，根据病理结果制订治疗方案：是炎症仅需对症治疗；CIN1可以随诊定期复查；CIN2及以上型别的病变就需要手术治疗。

有研究表明，CIN经手术治疗，85%HPV转阴，术后6个月HPV清除率为58.3%。

付虹医生微课堂

　　您需要记住的就是，对于HPV（＋），我们医生关注的就是HPV会不会导致宫颈的癌前病变，而不是单纯地给您治疗HPV的感染，因为，治瘤（治疗CIN）就是治毒（HPV），治疗由于HPV感染引起的病变，以使HPV在一定时间内得以清除。

感染了HPV，是同住的闺密传染的吗

读者海凤留言：付医生，今年单位体检，我的TCT为阳性，有不明意义鳞状上皮细胞和挖空细胞，之前住一起的女孩子有HPV，我是不是被她传染了？和她住一起时我还没有过性生活，处女也会被传染吗？现在和男朋友在一起大半年了，除了他没有和别人有过性接触，现在出了这档子事，真的不知道怎么解释。如果您看到请回复。

HPV通过什么方式传播

目前已经确认的传播方式是黏膜至皮肤、黏膜至黏膜的直接接触，包括阴道、肛门和口腔的性交，其他方式能否感染HPV，证据有限，比如接触污染后的日常生活用品也可能感染。和人类免疫缺陷病毒（HIV）和2型单纯疱疹病毒（HSV-2）这些传播率较低的病原体相比，HPV的传染性很高。

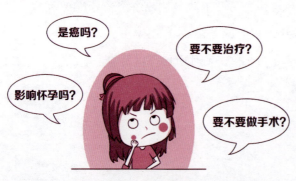

任何和性活动有关的因素，都是生殖道HPV感染的高危因素，包括性生活开始时年龄较小，性伴侣数量，最近的性伴侣变化，和另有性伴侣（包括男性和女性）的人有性生活等。吸烟、多个性伴侣和过早出现第一次性行为均会增加HPV感染的概率。

没有性生活的女性会感染HPV吗

可以这样说，儿童、处女也可能感染HPV，但她们发生生殖道HPV感染的概率非常低。

避孕套可以降低HPV感染的风险，但无法提供完全的保护。过去曾经感染过的HPV病毒，即使被体内清除，也无法保证将来不再受感染。

所以对于海凤的疑惑，我解答如下：当您还是处女的时候，发生生殖道HPV感染的概率非常低，同住的女孩子如果只是和您一般性的接触，她感染了HPV，传染给您的风险只能界定为可能。

而当您有了性生活，每次性交，从男性传染至女性的传播率高达40%～80%。每个男性性伴侣传播HPV16给女性的可能性达60%～80%。虽然吸烟、多个性伴侣和过早出现第一次性行为会增加HPV感染的概率，但是并没有证据说明有一个性伴侣就不会传染HPV，即使您的性伴侣也是固定性伴侣。

当然了，从中我们也可以看出，HPV感染不是检验性伴侣是否忠诚的指标，所以您也不要给自己或者男朋友戴上"道德败坏"或者"花心出轨"的帽子。

最后，您的TCT呈阳性，有不明意义的鳞状上皮细胞和挖空细胞，TCT的结果的确提示有HPV的感染，但是建议您还是做一个HPV分型的检测，如果是高危型的HPV阳性，建议直接转诊阴道镜检查和宫颈取活检送病理。

如果两种HPV亚型检测系阴性，应在12个月内重复联合筛查。

退一步说，就算感染了HPV，也没有什么大不了的，您真的不必深深自责和恐惧。绝大部分（95%以上）生殖道HPV感染是良性的，可以自身清除，仅有一小部分女性会变为持续感染。

绝大部分（80%以上）HPV感染可以在数月内清除（一般在6～9个月，平均8个月，很少有超过一年的），87%的HPV感染可以在12个月内清除，95%的HPV感染可以在2年内清除。

付虹医生微课堂

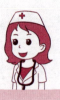

HPV感染，需不需要治疗

　　如果TCT等其他检查没有问题，仅仅是单纯的HPV感染，HPV16和（或）HPV18阳性除外，不需要任何的治疗，通过休息、锻炼身体、提高抵抗力是可以自愈的，定期复查即可。

扫码问专家
细心指导答疑
为你排忧解难

性生活传染的疾病就是"性病"吗

从古至今，爱情都是美好和令人魂牵梦绕的。虽然"两情若是久长时，又岂在朝朝暮暮"，但是一旦分别，又何尝不是"别后不知君远近，触目凄凉多少闷""从别后，忆相逢"，重逢了，"君子即来，云胡不喜？"然后就是"何当共剪西窗烛，却话巴山夜雨时""今宵剩把银釭照，犹恐相逢是梦中"。

且慢，作为专业的妇科医生，我只想扫兴地问一句：男主，您戴套了吗？别忘记避孕套避孕，同时预防性传播疾病哟！

既然说到性传播疾病，也就是性病，相信很多不学医的小主们还是很困惑，到底哪些疾病算作性病？性病只能通过性生活传染吗？没有性生活，是不是就不得性病了？

性传播疾病（sexually transmitted disease，STD）

指主要通过"性接触"、类似性行为及间接接触传播的一组传染性疾病。性病之所以受到重视，不是因为"性"，而是这个疾病不仅引起泌尿生殖器官病变，而且还可通过淋巴系统侵犯泌尿生殖器官所属的淋巴结，甚至通过血行播散侵犯全身各个重要组织和器官。

我国传染病防治相关法规规定的性病包括淋病、梅毒、尖锐湿疣、非淋菌性尿道炎（宫颈炎）、生殖器疱疹、软下疳、性病性淋巴肉芽肿和艾滋病等八种疾病。

而广义的性病还包括生殖系统念珠菌病、阴道毛滴虫病、细菌性阴道病、阴虱病、疥疮、传染性软疣、乙型肝炎、阿米巴病和股癣等疾病。

目前，性传播疾病（STD）广泛流行的原因有性观念变化、流动人口增加、性教育薄弱、疫情漏报现象严重及性病诊疗欠规范等。

STD常见传播途径

（1）性接触传播：异性或同性性交是主要的传播方式，占95%以上，其他类似性行为（口交、肛交、手淫、接吻、触摸等）可增加感染概率。

（2）间接接触传播：通过接触被污染的衣服、公用物品或共用卫生器具等传染。

（3）血液和血液制品传播：输入受性病病原体污染的血液或血液制品以及与静脉成瘾者共用注射用具。

（4）母婴垂直传播：患病的母亲通过胎盘传染胎儿，分娩时胎儿通过产道感染或通过母乳喂养感染婴儿。

▲ 扫码进交流圈
看热点聊健康

一次不洁的性生活就可以传染性疾病吗

平安夜赶上值夜班，我用我的卑微之力保证妇科病房病人的病情稳定，也会同时看妇科急诊。

窗外是清冷的月光，此时时针已经指向十一点，我正在医生办公室的电脑上写病历时，同值夜班的美小护跑来告诉我来了一个看急诊的病人，已测完体温和血压，一个年轻女子随之走进了医生办公室。女子穿着枣红色羽绒服，面色憔悴，我接过她的挂号条，并让她坐到了我的旁边，问她：哪里不舒服？

"付医生，我肚子疼，在妇科门诊做了妇科检查，除了诊断为盆腔炎，还查出了这个结果，医生说这是性传播疾病，我感觉自己没脸见人了，您快帮我看看，我的问题严重吗？"25岁的祁女士把一张化验单放在了我的桌子上。

我看到了化验单上面显示：沙眼衣原体（+）。

"沙眼衣原体(CT)的大小介于细菌与病毒之间，女性生殖道衣原体感染主要为沙眼衣原体（chlamydia trachomatis，CT）感染，是常见的性传播性疾病。如果这种感染没有发展到上生殖道，仅局限于宫颈，即称为单纯性衣原体感染。而复杂性衣原体感染是指感染扩散到上生殖器，如引起女性盆腔炎性疾病和生殖器以外的感染，例如眼部感染。"我解答道。

"付医生，这个病属于性传播疾病，是不是主要是由性生活传染的？"祁女士焦急地问。

"这个病以性传播为主，其次可以通过污染的手、眼、衣物或医疗器械等间接传播，新生儿可在分娩过程中受感染。"我继续解答。

"付医生，可是我没有什么不舒服的表现啊？只有轻微的肚子疼。"

　　"沙眼衣原体感染多发生在性活跃人群，潜伏期为1~3周，主要侵犯人体黏膜的柱状上皮及立方上皮，包括眼结膜、角膜及泌尿生殖道上皮。在男性表现为尿道炎、附睾炎等，在女性表现为宫颈炎、子宫内膜炎、盆腔炎。宫颈管是衣原体最常见的感染部位，70%～90%的衣原体宫颈黏膜炎无临床症状。女性感染后常表现为无症状或症状轻微。若有症状表现为阴道分泌物增加，呈黏液脓性，性交后出血或经间期出血。若伴有尿道炎可出现排尿困难、尿急、尿频。检查可见宫颈管脓性分泌物，宫颈红肿，黏膜脆性增加。"我回答道。

　　"潜伏期1~3周？"祁女士小声地嘟囔着，"付医生，实不相瞒，那段时间我去上海出差，和我的大学初恋情人见了一面，然后我们就情不自禁地上床了，也没有戴套，回来就出现了小肚子隐痛，然后去医院查出了这个可怕的性病，这个病是绝症吗？会不会和艾滋病一样是绝症啊？我最近吃不好睡不着，天天想这个事情，也不敢告诉我的老公，害怕他知道我做的丑事。"

　　"生殖道衣原体感染在女性可引起一些严重的并发症和后遗症，包括盆腔感染性疾病、异位妊娠、不孕等。但是这个疾病不是绝症，是可以治愈的。治疗可以选用下面药物中的一种：多西环素100mg，口服，每日2次，连服7日，或阿奇霉素1g顿服。替代方案：红霉素500mg，每日4次，连服7日；琥乙红霉素800mg，每日4次，连服7日；氧氟沙星300mg，每日2次，连服7日；或左氧氟沙星500mg，每日1次，连服7日。治疗期间性伴侣应同时检查和治疗。"

　　"付医生，我知道了，您给我开药吧，最后，我还想知道这个疾病如何预防？"祁女士小心翼翼地问。

　　"治疗完成后应随访，随访时间在停止治疗3～4周后进行。预防就是提高自我卫生保护意识，洁身自爱，避免性乱，杜绝感染。"我如实说道。

同房后出血，竟然是因为私处得了这个病

育龄期的刘女士最近1年时有同房后出血，血色鲜红，量不多，无发热、腹痛等不适。来医院妇科门诊检查，我发现她的宫颈上长了个息肉，于是收入妇科病房，准备手术。

常规消毒铺巾，内诊后置入宫腔镜顺利，镜下见宫颈管内息肉样赘生物4cm×2.5cm×0.8cm大小，息肉的根在近宫颈内口处。医生顺利行宫腔镜下宫颈息肉电切术，切下的宫颈息肉常规送病理检查，术中出血2mL，刘女士安全返回病房并如期顺利出院。病理报告显示：宫颈息肉。

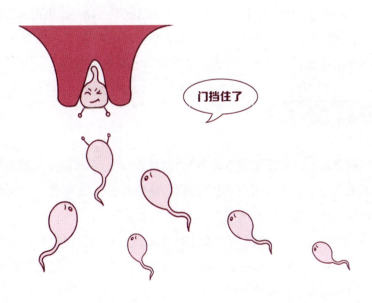

门挡住了

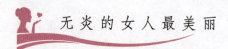

宫颈息肉到底是什么病

宫颈息肉：是宫颈腺体和间质的局限性增生，慢性炎症的长期刺激使宫颈管局部黏膜不断增生，增生组织向宫颈外口突出形成的息肉。检查见宫颈息肉通常为单个，也可为多个，红色，质软而脆，极易出血。可于同房后或者阴道检查后发生出血。息肉呈舌形，可有蒂，蒂宽窄不一，根部可附在子宫颈外口，也可在子宫颈管内。

宫颈息肉大部分是良性的，却也有极少恶变率，文献报道在1%以下。由于炎症长期存在，去除息肉后仍易复发。

宫颈息肉的治疗

传统方法是用血管钳钳夹息肉，由蒂部摘除。如出血，用棉球压迫即可。

目前处理宫颈息肉时应该先用宫腔镜评估宫腔，尤其是有异常子宫出血者（AUB）（如文章中的刘女士有接触性出血的情况），以便做出正确诊断和治疗。

25%的宫颈息肉同时存在子宫内膜息肉，6%的宫颈息肉来源于子宫腔。如果只用传统的方法，极可能遗漏宫颈管里面和宫腔内的息肉。

术后注意事项

因本病易复发，应定期复查，每3个月复查1次；手术摘除标本应常规行病理检查，若有恶变，应及时给予相应治疗。注意保持外阴清洁，在创面未愈合期间，禁止性生活、盆浴、游泳等。

术后1个月，月经干净后的刘女士过来复查，宫颈恢复良好。目前，刘女士已经术后6个月了，再也没有发生同房后出血的情况了。不过我叮嘱她，因为去除息肉后仍易复发，所以建议她定期妇科检查。

还有哪些疾病会出现同房后出血情况

　　性交后或阴道检查后，立即有鲜血出现，属于接触性出血的范畴。发现接触性出血，除了宫颈息肉，还有急性宫颈炎、宫颈癌、子宫黏膜下肌瘤的可能。这些都需要妇科医生结合妇科检查和阴道分泌物、盆腔超声及宫颈TCT等检查做出诊断和治疗。

▲ 扫码进交流圈
看热点聊健康

私处的"小丘疹"是HPV病毒引起的，会致癌吗

妇科门诊，22岁的小米愁眉苦脸地对我说："付医生，我是您的公众号'付虹大夫'的忠实读者，但是最近几天我感觉私处有些瘙痒，每天清洗私处的时候，我还感觉私处有些疙疙瘩瘩的，您给我查查，看看我是得了阴道炎还是长了东西？"

虽然知道私处的炎症绝大部分是育龄期女性朋友高发的疾病，但是女性私处的炎症不只是这部分女性的专属疾病，所以我还详细询问了小米女士的病史，以及有没有性生活，得到肯定的答案后，我给小米做了妇科检查。

经过妇科检查，我看到了小米外阴、阴道散在的淡红色的小丘疹，这些小丘疹质地柔软，醋白试验为阳性。

小米得了尖锐湿疣，尖锐湿疣是由HPV感染所导致的生殖器肛周增生性损害，这种疾病好发于性活跃的中青年，潜伏期一般为2周至8个月，平均为3个月。

尖锐湿疣好发于外生殖器及肛周皮肤黏膜湿润区，也包括宫颈、阴道及肛门内，少数患者可见于肛门生殖器以外部位，比如口腔、腋窝、乳房、趾间等，皮损初为单个或多个散在的淡红色小丘疹，质地柔软，逐渐增多、增大，疣体可呈丘疹状、乳头状、菜花状、鸡冠状，部分顶端尖锐，角化粗糙，常无明显症状。

听到我的解答，小米吓得哭了起来："付医生，我知道HPV感染如果不积极治疗会导致宫颈癌，还有HPV感染是由性生活传染引起的，对不对？我会不会得宫颈癌？你快救救我！"

小米只说对了一半，尖锐湿疣主要是通过性接触传播，但是此病也可以通过

间接接触传染。

与尖锐湿疣有关的常见病毒型就是HPV6和HPV11，这两种病毒就只会导致生殖器的良性病变，而不会发生癌变。

而治疗的主要目标就是去除生殖器疣，通过治疗，大多数患者疣体消失。治疗方式可以选择药物比如0.5%足叶草毒素或者80%~90%的三氯醋酸局部涂药；液氮或者冷冻器治疗；外科手术治疗；激光治疗等。

"如果不治疗呢？这个病会越来越重吗？"小米问道。

未经治疗的生殖器疣有三种可能：可以自然消退、保持不变或增大增多。

同意接受治疗的小米还有最后的疑问，如何预防尖锐湿疣？

如何预防尖锐湿疣，其实就是如何预防HPV感染，当然也包括如何预防宫颈病变，方法如下。

（1）定期妇科检查。

（2）发现宫颈疾病或者生殖器疣、尖锐湿疣，及时治疗。

（3）HPV疫苗的接种：四价疫苗"Gardasil"（佳达修），可以预防由HPV6、HPV11、HPV16和HPV18型引起的宫颈癌和癌前病变。四价疫苗比二价疫苗多了HPV6和HPV11型两个低危型，这两个低危型主要感染90%的湿疣。因为90%的湿疣主要发生在年轻的女性或者生育年龄的女性，所以四价疫苗同时还可以预防由HPV6、HPV11引发的生殖器疣。我国药监局批准的四价疫苗接种对象为20~45岁的女性群体，免疫程序分别在第0、2、6个月各接种1剂。

九价疫苗"Gardasil-9"在预防HPV16/HPV18两个高危型和HPV6/HPV11两个低危型的基础上，同时还覆盖了HPV31、HPV33、HPV45、HPV52和HPV58五种高危亚型，这五种HPV亚型和宫颈癌的发生也是密切相关的，占HPV引发宫颈癌数量的20%以下。

所以，九价疫苗可以预防90%~91%的宫颈癌。九价疫苗在我国适宜接种的年龄为16~26岁。四价疫苗"Gardasil"就可以预防由HPV6、HPV11、HPV16和HPV18型引起的宫颈癌和癌前病变。HPV6和HPV11可以引起尖锐湿疣。

（4）保持外阴清洁，避免感染。

（5）健康、和谐的性生活，避免多性伴侣。在性伴侣之间，一直坚持正确地使用避孕套能减少HPV传染，然而，由于避孕套不能覆盖住有可能感染病毒的所有地方，因此，避孕套不可能完全防止感染。

（6）保持开朗、乐观的心态，良好的生活习惯，戒烟（已知的能够增加HPV持续感染的因素包括：吸烟、免疫系统功能抑制和HIV病毒感染），这些都有利于保持免疫力，预防癌症。

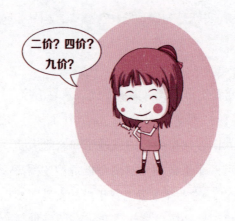

HPV阳性就是尖锐湿疣吗

头条号粉丝留言：付医生，HPV阳性就是尖锐湿疣吗？我查出HPV52和HPV66阳性，应该怎样治疗？

首先可以肯定的就是：HPV阳性不一定是尖锐湿疣。

作为一个拥有两百多种亚型的大家族，HPV分为高危类型和低危类型，持续的高危病毒感染是导致宫颈鳞癌及其癌前病变的最重要的致病因素，几乎所有（>99.9%）病变中都有高危病毒感染。

对于具体的高危HPV的种类目前仍有争议，WHO认定其中13种最具致癌潜能：16型、18型、31型、33型、35型、39型、45型、51型、52型、56型、58型、59型和68型。

在高危病毒中，"恶贯满盈"的HPV16和HPV18亚型与恶性肿瘤的发生最为密切，导致了70%以上的宫颈癌、80%的肛门癌、60%的阴道癌、40%的外阴癌。

剩下的两位"佼佼者"HPV45和HPV31则分别承包了5%和10%的宫颈癌。

低危病毒"毒性和缓"，是导致生殖道肛周疣的病原体，HPV6和HPV11就和90%的生殖道疣以及96%的尖锐湿疣有关，但不会导致癌变。

检验有无HPV病毒的检测方法主要有以下两种。

HC2检测

可检测13种高危型HPV（16型、18型、31型、35型、39型、45型、51型、52型、56型、58型、59型、68型）的DNA总体水平。HR-HPV DNA HC2与细胞学联

合筛查的研究表明，联合方案与病理检查结果的阳性符合率、准确性更高，降低了漏诊率。若值大于1即说明有感染。

HPV基因分型检测

可同时检测HPV-DNA的23种亚型，包括18种高危亚型：16型、18型、31型、35型、39型、45型、51型、52型、53型、56型、58型、59型、66型、68型、73型、83型、26型、82型。5种低危亚型：6型、11型、42型、43型、44型。

所以提问者查出HPV52和HPV66阳性，这两种病毒属于高危型HPV感染，不会导致尖锐湿疣。

既然HPV6和HPV11和90%的生殖道疣以及96%的尖锐湿疣有关，那么如果查出HPV6或者HPV11感染，就说明得了尖锐湿疣吗？

答案是不一定。

尖锐湿疣又称生殖道疣，属于性传播疾病（STI），主要通过性接触传播，是由人乳头瘤病毒（HPV）感染引起的。其中的低危型（HPV6/HPV11）通常引起生殖器疣也无可厚非。但是尖锐湿疣只是HPV感染后产生症状的部分，与无症状的HPV感染比率为1：10。

尖锐湿疣的诊断主要还是依靠查体，其典型症状为：病初为丹红或污红色粟粒状大小的赘生物，形态如丘疹状、乳头状、菜花状、鸡冠状，性质细嫩，顶端稍尖，无痛痒感，逐渐长大或增多。

赘生物基底稍宽或有带，表面有颗粒，或表面湿润，有出血，在颗粒间常集聚脓液，散发腐臭气味，搔抓后常继发化脓性感染。

尖锐湿疣的治疗

包括保守治疗、手术或物理治疗、干扰素局部注射或系统用药，中药治疗。同时注意患者或性伴侣是否还有其他的性伴侣，如果有，需同时治疗。

最后回答这位朋友的问题，HPV阳性不一定就是尖锐湿疣，尖锐湿疣的诊断还是主要依据查体，必要时辅以醋酸白试验等检查确诊。

查出HPV52和HPV66阳性，应该怎样治疗

进一步的建议是做TCT检查，如果TCT结果异常，建议转诊阴道镜及可疑部位取活检送病理，排除有无宫颈病变。

如果TCT结果正常，患者无不舒服的表现，查体也无异常，考虑为单纯的高危型HPV感染。

持续的高危病毒感染是导致宫颈鳞癌及其癌前病变的最重要的致病因素，但是感染和病变是两回事，国外的资料表明，80%的女性一生中都可能感染HPV，但是病变是少数现象。感染HPV后，绝大部分（95%以上）生殖道HPV感染是良性的，可以自身清除，仅有一小部分女性会变为持续感染。

和感冒病毒一样，目前，国际上也没有治疗HPV感染的特效药。

然后对于单纯的高危型HPV感染，12个月内重复联合筛查。如果重复的细胞学检查为ASCUS或更高级别病变，或HPV仍为阳性，此时再建议患者行阴道镜检查。另外，患者可以3年内再行联合筛查。

付虹医生微课堂

虽然我不能为您推荐药物治疗HPV感染，但是可以告诉您一些廉价的、简单的预防和治疗HPV感染的好方法。

（1）对于近期无妊娠计划的女性朋友，使用安全套就可以避免交叉感染。

（2）好心情、好睡眠、多锻炼，以提高机体抵抗力。

如何分辨"真假"尖锐湿疣

29岁的朱珠谈了一个男朋友晓晓。晓晓今年27岁，相貌一般、工作一般。晓晓本不是心高气傲的朱珠心仪的人选，朱珠的好朋友也认为晓晓配不上美丽端庄、优秀的朱珠。可是晓晓很会来事，经常在晚上陪朱珠微信聊天，给忙碌的朱珠送去了很多关怀和快乐。

一个阳光灿烂的周末，俩人看完电影，吃完大餐，又喝了很多红酒。喝醉的朱珠就稀里糊涂地和晓晓亲密接触了。此后，朱珠就和晓晓正经地谈起了朋友。

可是渐渐的，朱珠发现晓晓讨好女孩的本事的确不简单，不仅对她如此，还和其他至少三个女孩子维持着暧昧的关系。

长痛不如短痛，朱珠直接和晓晓摊牌要求分手。遇到像朱珠这样条件好的姑娘，晓晓也认为自己福气不浅，所以他一直努力挽救，承认自己年轻不懂事，发誓以后一定一心一意地对朱珠好，和其他不相干的女人都断绝来往。

朱珠自然不再搭理他，任凭他一再地打电话、发微信、寄东西道歉，也决不心软。后来，朱珠直接把晓晓的微信删掉了。

可是最近朱珠洗澡时却发现自己的私处长了很多小疙瘩，上网一查，朱珠感觉自己可能得了尖锐湿疣。朱珠认为尖锐湿疣就是由不洁的性生活引起的，一定是不干净的晓晓传染给自己的。

朱珠连忙请假来看病。我给朱珠做了妇科检查、白带常规检查等，并问她有没有什么不舒服的地方。朱珠诚实地告诉我她今年谈了一个男朋友，自己很爱干净，从来不乱来，可是后来发现她的男朋友和其他女人也有来往，就果断地分手了；最近洗澡时，她才发现私处长了这么多密密麻麻的小疙瘩，虽然没有什么不舒服，但上网查了查，怀疑自己得了尖锐湿疣。

尖锐湿疣（condyloma acuminate，CA）是由感染引起的外阴皮肤黏膜良性增生，亦可累及肛门、阴道及宫颈，主要经性传播，治疗以去除病灶及缓解症状为主。

"HPV感染后潜伏期为3周至8个月，平均为3个月，好发于性生活频繁的中青年，以20~29岁年轻女性为多见。病灶多见于女性的大小阴唇、阴蒂、阴道口、阴道、宫颈、尿道口、会阴及肛周。皮损初起表现为出现单个或数个淡红色小丘疹，质地柔软，顶端尖锐，呈乳头状突起；若病灶逐渐增多、增大，病灶可呈菜花状及鸡冠状，表面凹凸不平，疣体常呈白色、粉红色或污灰色，质脆，表面可有破溃、出血或感染。"我给朱珠科普了尖锐湿疣的知识。

"医生，你介绍的尖锐湿疣的特点我大部分都具备，年龄、表现还有潜伏期都符合。都怪我遇人不淑！"朱珠懊悔不已。

"可是朱珠，结合你的查体和辅助检查，我认为你只是得了假的尖锐湿疣。"我笑着继续说。

"医生，你不要安慰我！尖锐湿疣怎么还有真假之分？"朱珠满是困惑。

相对于真正的尖锐湿疣，还真有一个假的尖锐湿疣，就是女阴假性湿疣。此病也是一种良性乳头瘤，由女阴黏膜的异常增生所致，其病因不明，多见于青年女性，患者没有不舒服的感觉或有微痒。

女阴假性湿疣好发于小阴唇内侧和阴道前庭，典型损害为直径1~2mm的正常皮色或淡红色小丘疹，表面光滑，排列密集而不融合，常见对称分布于小阴唇内侧，外观呈绒毛状或鱼子状，有时可见息肉状小丘疹。

听了我的介绍，朱珠松了口气，不过还是有顾虑。她又问："医生，我听你介绍的假性尖锐湿疣和我的情况也很符合，那么如何分辨真假尖锐湿疣呢？"

"朱珠，我刚才给你做妇科检查的时候，同时做了醋酸试验，就是在你私处小丘疹的地方涂抹了3%的冰醋酸溶液。3~5分钟后，如果感染组织变白，即为阳性，就考虑是尖锐湿疣；而如果是假性湿疣，醋酸试验为阴性，不变色。"

朱珠这才彻底放心了，让我马上给她开药治疗。

因为假性尖锐湿疣为良性疾病，朱珠也没有不舒服的表现，所以不需接受特殊治疗。我叮嘱她注意保持外阴干燥、每天温水清洗私处、尽量穿棉透气的短裤就可以了。

▲ 扫码进交流圈
看热点聊健康

当妊娠遇到尖锐湿疣，
这个宝宝还能要吗

26岁的肖米是一名文员，在一家上市公司工作，善解人意的她是大老板身边的小红人，工作顺风顺水。单纯善良的她和男友相恋8年，因为男友的目标是"先立业，后成家"，所以俩人迟迟未结婚。肖米前后一共做了6次人工流产。

好不容易男友事业有成，婚期将近，肖米却发现男友劈腿了，而且不只是和一个人。心灰意冷的肖米取消了婚约，在好友的安排下，肖米迅速见了一个对象，两个人认识不到4个月就结婚了。婚后3个月，肖米才发现自己好几个月没来月经了，因为她的月经一直不规律，所以她没有太在意。她去医院做个检查，医生说她怀孕了，B超显示：孕13$^+$周。

欣喜若狂的肖米马上建册产检。做妇科检查的时候，医生发现她的阴道口长了数个淡红色的小丘疹，顶端尖锐，给她下了尖锐湿疣的诊断。

"尖锐湿疣"这个诊断令肖米如同五雷轰顶，不知所措。她哭了，自己已经做了6次流产了，现在刚刚结婚，怀孕了却查出有尖锐湿疣这个病，她知道这个疾病是性病，那么她肚子里面的宝宝还能要吗？

相比于未孕时，妊娠期更利于尖锐湿疣的生长。其原因如下：①激素水平改变，雌激素增高有助于病毒的复制；②外阴部充血、水肿，分泌物增多，局部潮湿环境有利于HPV的繁殖；③细小的疣体不容易被清除干净，治疗效果差，复发率高；④妊娠期妇女，特别是妊娠中后期妇女，免疫功能降低，抗HPV感染的能力进一步减弱。

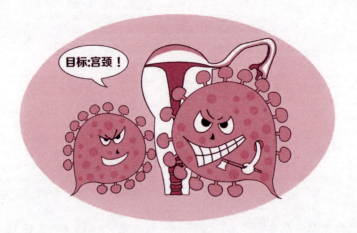

因此，妊娠期的尖锐湿疣生长迅速，复发率高，表面易溃烂、出血。

不仅如此，疣体的存在增加生殖系统感染的概率；疣体过大极易损伤后大出血，影响分娩方式的选择；HPV感染的存在及严重程度与婴儿乳头瘤等疾病有关。

所以妊娠期尖锐湿疣患者更需要积极治疗。

妊娠期的尖锐湿疣如此顽固，需要终止妊娠吗？妊娠早期严重尖锐湿疣的患者建议可终止妊娠；妊娠中晚期者，还是建议积极治疗，比如采取三氯乙酸治疗、冷冻治疗、CO_2激光治疗、手术切除疣体等治疗方式。

得知尖锐湿疣可以治疗，不用做流产，肖米高兴地离开了医院。

支原体感染后复查依然阳性，崩溃的我何时才能要宝宝

读者无雨留言：付医生，我妇科检查宫颈分泌物的结果是解脲脲原体阳性。吃了医生给我开的药物，复查还是阳性。我要崩溃了。医生让我继续口服抗生素治疗，可是我想要孩子。我什么时候才能要孩子呢？必须要继续治疗吗？

支原体是什么

支原体是一类最小原核细胞型微生物，缺乏细胞壁，呈高度多形性，能通过滤菌器，可在无生命培养基中生长繁殖。支原体属家族庞大，有199种，能从人体分离出的支原体共有16种，其中7种对人体有致病性，解脲脲原体就是其中的一种。

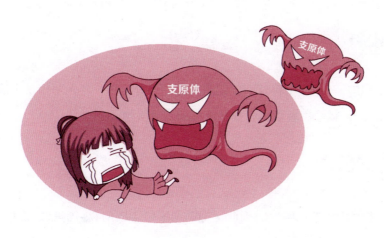

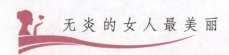

支原体经常在哪里游荡

支原体存在于阴道、尿道口周围、宫颈外口及尿液中，主要通过性接触传播。解脲支原体的感染率最高，可引起泌尿道、生殖道炎症，如非淋菌性尿道炎、阴道炎、宫颈炎、子宫内膜炎、盆腔炎，严重者还可引起孕妇感染、不孕不育，胎儿宫内发育迟缓，而且复发率较高，治疗困难。

孕妇感染后，支原体可经胎盘垂直传播。在分娩的过程中，支原体也可经污染的产道感染胎儿。

临床表现

女性感染部位常在宫颈，然后支原体侵袭阴道导致支原体阴道炎。多数患者无明显不适，少数重症患者有阴道下坠感，当感染扩散至尿道时，会出现尿频、尿急。感染局限在子宫颈时，表现为白带增多、混浊，子宫颈水肿、充血或表面糜烂。

感染扩及尿道，表现为尿道口潮红、充血，挤压尿道可有少量分泌物外溢，但很少有压痛出现。

支原体感染常见的并发症为输卵管炎，少数患者可出现子宫内膜炎和盆腔炎。

如何诊断

支原体培养：用无菌棉球清除阴道及宫颈口分泌物，将无菌棉拭子插入宫颈内 1～2 cm 处，轻轻旋转取出含柱状上皮细胞分泌物。

如何治疗

由于支原体缺乏细胞壁，因此，抑制细胞壁合成的 β-内酰胺抗生素对其无效。红霉素及四环素曾被认为是疗效肯定的首选抗生素,疗程一般 为7～10天。

但随着抗生素的广泛应用,支原体不可避免地出现了耐药性。一般来说,交沙霉素、强力霉素、美满霉素对支原体的敏感率都在90%以上,是治疗支原体感染的主要抗生素。必要时可根据药敏试验结果选择抗生素。

妊娠合并支原体感染怎么办

首选治疗药物为阿奇霉素,1g顿服,替代疗法为红霉素0.5g,每天2次,口服,连用14天。治疗期间性伴侣应同时检查和治疗。治疗后1个月复查支原体。

看到这里,亲们是不是有"怕怕"的感觉?不过幸运的是支原体在泌尿生殖道存在定植现象,相当数量的人群为无症状携带,以解脲支原体(UU)为主。解脲支原体可分为微小脲原体(UP)和解脲支原体两种亚型,其中UP特别容易见于无症状携带。阴道内经培养检出解脲支原体的概率较高,但常无明确的临床意义。50%以上女性的阴道内都有解脲支原体,不可能每个人都有性病吧?

看到这里,您是不是又蒙了?您可能会问:如果我宫颈分泌物查出解脲支原体阳性,到底治不治?答案如下。

(1)如果男女双方都没有症状,只查出解脲支原体阳性,考虑为携带者,不必治疗。UU经感染治疗后症状体征消失,仅UU实验室检查结果为阳性时,应考虑是否转为UU携带,不必继续进行药物治疗。

(2)如果任何一方有尿道炎的症状,如尿频、尿急,再结合解脲支原体的检出,风险高,而且是性传播泌尿系的感染,双方要共同治疗。其间注意避免无保护性交。同时,双方还可以进行淋菌和衣原体的检测,因为淋菌和衣原体是不会被携带的致病微生物,检测利于发现这方面异常的患者。因为有些衣原体感染患者,症状非常轻,如果不进行检测就有可能漏诊,所以我建议有尿道炎的患者要重视淋菌和衣原体的检测。若同时发现有解脲支原体,要考虑其致病性,给予双方共同治疗。

(3)对于男方没有症状,女性有宫颈炎症状的情况,有解脲支原体的检

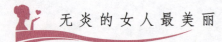
出，要优先考虑排除衣原体和淋菌感染。如果女方解脲支原体感染并治疗后确实有效，推荐男方也要治疗，最重要的是评估一下风险度，如果确实有支原体感染，男方治疗是有益的。

（4）还有一些复杂的情况，比如男方各种分泌物检查阳性，女方要怀孕、要进入生殖周期等，就要评估解脲支原体的致病性风险，如果风险增加，就可以用抗生素治疗一个疗程。

（5）治疗盆腔炎时，应考虑支原体可能参与盆腔炎的发病，抗菌谱宜覆盖支原体。

付虹医生微课堂

解脲支原体（UU）经感染治疗后症状体征消失，仅UU实验室检查结果为阳性时，可以考虑转为UU携带，不必继续进行药物治疗，可以要孩子了！

扫码问专家
细心指导答疑
为你排忧解难

生殖道衣原体感染不及时治疗会发生早产

支原体和沙眼衣原体（CT）可谓是一对如影随形的"姐妹花"，因为检查的时候，两个通常会一起查。不过这对"姐妹花"都不怎么招人待见。支原体感染还好一些，无症状的支原体阳性患者无须治疗，不影响要孩子。那么沙眼衣原体感染呢？患者还有那么幸运吗？

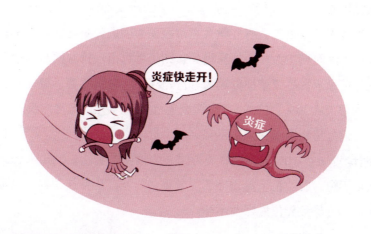

沙眼衣原体的本来面目

沙眼衣原体的大小介于细菌与病毒之间，可感染的细胞位于尿道、宫颈、子宫内膜、输卵管、直肠、肛门、呼吸道等，包括无纤毛柱状上皮、立方上皮和变移上皮细胞，不向深层侵犯。

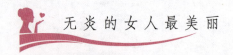

感染途径

感染途径以性传播为主，其次可通过污染的手、眼、衣物或医疗器械等间接传播，新生儿可在分娩过程中受感染。

有何表现

在男性，CT感染表现为尿道炎、附睾炎等。在女性，CT感染主要表现为宫颈炎、子宫内膜炎、盆腔炎。

大多数CT感染无症状或症状轻微、不易察觉，潜伏期为1~3周。主要的表现如下。

宫颈黏膜炎：子宫颈管是衣原体最常见的感染部位。70%~90%的衣原体宫颈黏膜炎患者无临床表现。有症状者通常表现为阴道分泌物增加，呈黏液脓性，性交后出血或经间期出血。若伴尿道炎，则患者可出现排尿困难、尿急、尿频等症状。视诊可见子宫颈管脓性分泌物、宫颈红肿、黏膜外翻、脆性增加。

子宫内膜炎：30%~40%的宫颈管炎上行感染可引起子宫内膜炎。患者可有下腹痛、阴道分泌物增多和阴道不规则、少量出血等症状。

输卵管炎：8%~10%的宫颈管炎可进展为输卵管炎，长期出现轻微下腹痛、低热而久治不愈。腹腔镜下见输卵管炎较重，盆腔广泛粘连，输卵管炎症、粘连及瘢痕形成，可导致异位妊娠及不孕。

孕妇查出衣原体后可以不治疗、不用药吗

不是！80%以上的孕妇为无症状的衣原体感染者，约有10%的孕妇可有宫颈炎，即孕妇白带呈脓性，可有阴道分泌物增多、宫颈充血、触血及水肿症状。

多数孕妇感染无症状，如不及时发现并治疗，则会发生早产等。新生儿衣原体感染主要是由在阴道分娩时经感染的宫颈而导致的，主要表现为结膜炎与肺炎。

需要对所有孕妇常规筛查衣原体吗

不是！美国疾病控制与预防中心（CDC）建议：妊娠早期应对所有孕妇进行宫颈分泌物衣原体检测，而妊娠晚期对所有衣原体高危人群进行检查。

但是我国人群中衣原体感染率较低，妊娠期对所有孕妇进行筛查意义不大，建议在妊娠早期或晚期仅对衣原体高危因素的孕妇进行沙眼衣原体筛查，或者随时对患有宫颈黏液性宫颈炎的孕妇进行沙眼衣原体检查。

治疗

目的：预防患者传染给性伴侣及婴儿。

方法：多西环素、红霉素、氧氟沙星、阿奇霉素、莫西沙星都可以有效地治疗衣原体感染。

如阿奇霉素1g，单次口服；或多西环素，100mg，口服，每日2次，连服7日。

性伴侣需要治疗吗

与患者症状首次出现或诊断为衣原体感染之前60天有接触的性伴侣需要治疗，治疗可以有效地预防再感染并避免将疾病传染给其他性伴侣。

孕妇治疗能用什么药物

多西环素、氧氟沙星、左氧氟沙星均为孕妇禁用。

使用阿奇霉素治疗妊娠期衣原体感染安全有效。用法：阿奇霉素1g，单次口服。

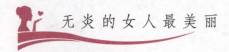
需要随访吗

是的！治疗完成后应随访。随访时间在停止治疗3周后进行。

如何预防

提高自我卫生保护意识，洁身自爱，避免性生活混乱，杜绝感染。

▲ 扫码进交流圈
看热点聊健康

夫妻俩同时查出了支原体，必须治愈后才能要宝宝吗

27岁的表妹米春春打来了电话，着急地告诉我她得了大病，要马上来找我看。

见到我，她就火急火燎地把一沓子化验检查单放在了我的面前，我仔细地阅读了化验检查单，除了支原体中解脲脲原体阳性，所有的结果均正常。然后我不解地问她，哪个医生告诉她得了"大病"，她到底有什么不舒服的表现。

听到我的问话，表妹米春春一脸的茫然，说自己没有什么不舒服，只是想要宝宝，就和老公去单位门口的医院做了许多的孕前检查。结果她发现自己和老公的支原体检查结果都是显示阳性。两个人的结果都是阳性，这不是说明她们夫妻二人都得了重病？还怎么要宝宝啊？她希望我赶紧给他们开药治疗，治愈后好要宝宝。

出于对表妹负责任，我又给她做了妇科检查和白带常规。妇科检查看到外阴、阴道、宫颈的外观都正常，白带也是正常白带的样子，白色蛋清样，黏稠，量少，无腥臭味，内诊子宫、附件均无异常。我又仔细询问了她和她的老公有无不舒服的表现，比如尿频、尿急、白带增多、混浊、下腹痛等。米春春再次表明她和老公均无任何不舒服的表现，也都是洁身自好的人。他们只是因为想要孩子才做了孕前检查，结果查出了支原体阳性，就是其中的解脲脲原体阳性的结果。

"表姐，你又给我做了这么细致的检查，快告诉我我们的病情重不重。赶紧给我开药治疗吧！我们还着急要宝宝呢！"表妹一脸愁云。

"既然想要宝宝，就不要治疗了！"我笑着对她说。

"表姐，我也是上过学的人，不会愚昧到因为想要孩子，得了病也不治疗。

153

表姐，你可不要逗我玩。"米春春有些不高兴了。

"春春啊，表姐是个医生，怎么会逗你玩呢。结合你和你老公的病史，我也给你做了查体，结合化验检查结果，我判定你没有支原体感染，我的妹夫也是。我当然就放心地让你们要孩子了。"我认真地解释道。

"表姐，这是怎么回事？白纸黑字的结果写得那么清楚，结果就被你否定了？是不是那家医院的检查结果有问题？要不你给我复查一下宫颈分泌物，看看结果如何？"表妹还是不放心。"不用了，春春，我看了为你检查的这家医院，绝对是家正规的医院，结果也应该没有问题。"我继续解释。

这个让无数"小主"烦恼的"支原体"，到底是个什么东西？ 大小介于细菌和病毒之间的支原体（Mycoplasma）归属于柔膜体纲，其下又分为支原体属、脲原体属。能够从人体分离出的支原体共有 16 种，其中 7 种对人体有致病性。

泌尿生殖道支原体感染能够导致或与之相关的疾病包括尿道炎、宫颈炎、盆腔炎、绒毛膜羊膜炎及早产等，所以临床医生会关注女性支原体的感染。阴道内经培养检出解脲支原体的概率较高，但常无明确的临床意义，在临床工作中需要谨慎地判断泌尿生殖道检出解脲支原体的临床意义。目前，大多数临床研究认为不需要对孕期下生殖道检出解脲脲原体（UU）的患者进行干预和治疗。

对于女性，宫颈拭子与阴道拭子是最常进行的检测手段，可培养或进行核酸检测。如前所述，女性下生殖道内有很高的概率出现支原体定植，因此需要审慎地评估感染风险，确定是否需要治疗。

对于泌尿生殖道支原体检出的处理原则：如果男女双方均无泌尿生殖道感染的相关症状，仅解脲脲原体（UU）实验室检查结果为阳性时，也就是表妹夫妇的这种情况，考虑为携带者，不必治疗。

听了我的详细解读，愁云终于从表妹的脸上消失，她笑着对我说："表姐果然名不虚传，让我人到'病'除，这回我可以放心地回家'造小人'了。"

说到"造小人"，我马上问表妹："孕前的准备工作都做好了吗？"

表妹笑着说，她和老公一直在关注我的公众号"付虹医生"，孕前的准备工作一直按照我写的相关科普文章有条不紊地进行着呢！我等着她的好消息。

支原体阳性会导致胎停育吗

想要孩子的钱钱今年怀孕了。喜悦心情还没持续多久，停经2个月的时候，钱钱因为阴道淋漓出血5天，复查进行盆腔超声检查，结果提示胎停育。我为她完善了化验，收她入院行刮宫术。

手术很顺利，术后钱钱恢复良好，如期出院。她入院后查的宫颈分泌物支原体提示：（+），看到这个结果，钱钱不禁问我："胎停育是支原体阳性导致的吗？"

钱钱既往体健，月经也规律，孕2产0，3年前她做过一次人工流产，没有自然流产。

胚胎或胎儿染色体异常是早期流产最常见的原因，占50%~60%，其他原因还有母体因素，包括解剖因素、内分泌因素、感染因素、环境因素、免疫功能异常及血栓前状态等。

支原体在泌尿生殖道存在定植现象，人群中存在相当数量的支原体携带者，以 UU 最为突出。

支原体感染是否会导致胎停育？文献显示自发性流产与支原体检出之间有明显相关性，但未能区分是否为胎儿排出时的生殖道感染，从死胎的肺、脑、心脏等处均曾分离出支原体。然而，这些研究结果不能证明是感染支原体导致胎儿死亡，还是别的因素致胎儿死亡后坏死组织发生了继发的支原体感染。由于缺乏严谨的对照研究，因此实验性抗生素治疗支原体感染不能明确是否对自发性流产有意义。自发性流产与支原体感染是否有因果关系需要进一步研究。

很多证据表明，解脲支原体可以导致羊膜腔内感染。但是，美国在20世纪进行了一项多中心临床研究，该研究共纳入4900余名妊娠妇女，研究结果表明，母体孕中期阴道解脲支原体的定植与胎儿低出生体重、胎膜早破及早产的发生无显著相关性。目前，大多数临床研究认为不需要对孕期下生殖道检出UU的患者进行干预和治疗。

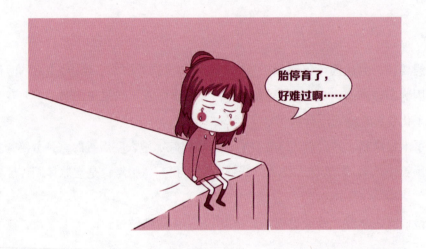

因此，如果怀疑下生殖道支原体上行感染至宫腔导致绒毛膜羊膜炎及早产，就需要从上生殖道取样进行评估。

▲ 扫码进交流圈
看热点聊健康

备孕发现了宫颈病变该怎么办

网友Jane留言：付医生，你好。我结婚了，计划要孩子，现在却查出了宫颈上皮病变，HPV结果正常，问题严重吗？我很苦恼。

宫颈癌是常见的妇科恶性肿瘤之一，发生率在我国女性生殖道恶性肿瘤中居第1位。不过幸运的是宫颈癌可以做到早期的筛查和预防。

宫颈癌的筛查就是宫颈防癌涂片（TCT）检查和HPV检查。最好的结果就是TCT和HPV均正常，那么对于Jane的结果，一个正常，一个异常，是严重还是不严重呢？

宫颈病变的诊断目前遵循三阶梯诊断流程，从无创到有创，从简单到复杂，包括：①子宫颈/阴道细胞病理学和（或）HPV检测；②阴道镜检查；③组织病理学诊断。

2016年美国妇产科医师学会（ACOG）在宫颈癌筛查指南中指出以下几点。

（1）宫颈癌筛查应在21岁开始。不管女性第一次性生活发生在几岁或有其他行为相关的危险因素，小于21岁的女性不做筛查，HIV感染女性除外。年轻女性如果出现HPV感染，而几乎所有人都可以在1～2年内依靠免疫系统清除病毒而不发生瘤变。

（2）21～29岁女性应行单独细胞学检查，每3年筛查1次，不必每年行宫颈癌的筛查。30岁以下女性不必行联合检查。30～65岁女性推荐每5年行细胞学和HPV联合检查；每3年单独行细胞学检查也是可行的，不必每年筛查。

TCT和HPV只是宫颈癌或者宫颈病变最初的筛查，初筛出现了异常怎么办？有的异常就需要进行第二步的检查，即阴道镜检查，必要时进行宫颈活检，再次送病理检查，这时的病理检查结果才是宫颈疾病诊断的金标准。

对于Jane目前的结果，我无法解答是否严重，而是建议她做进一步的阴道镜检查以及取活检送病理检查。

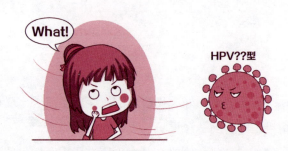

可是Jane仍然有疑问：她的HPV正常，TCT异常。这种情况如何定性呢？

联合检查中细胞学TCT结果为ASC-US（无明确诊断意义的不典型鳞状细胞）和HPV阴性女性，CIN3（宫颈上皮内瘤变3级）和宫颈原位癌的风险很低，但其风险仍略微高于联合筛查阴性女性，推荐3年内行联合筛查。

但是对于LSIL（低级别鳞状上皮内病变），即使HPV的结果正常，也应做阴道镜检查及可疑病灶处活检。Jane就属于这种情况。

那么送活检后的病理结果有几种可能呢？一切皆有可能！有可能是炎症、CIN1、CIN2甚至CIN3以及更高级别的病变。如果病理结果是炎症，当然就是最好的结果了，对症治疗后就可以要宝宝了。

如果结果是CIN呢？

CIN是发生在宫颈的癌前病变，宫颈外表可以是正常的，但上皮已经发生了细胞学和组织学的改变，可谓是"润物细无声"，是介于"病理医师眼下的病和病人的病"之间的。宫颈上皮非典型增生的性质上已不同于正常细胞，为良性上皮向癌前病变方向发展的一个过渡阶段。

既然是过渡，那么有可能往好的方向过渡吧？是的，CIN的转归有三个方向：自然消退或逆转，持续病变或稳定，进展或癌变。

按照病变的轻重，CIN1、CIN2、CIN3发展成癌的概率分别是15%、30%和

45%，其持续稳定状态的概率是37%、35%和56%；消退的可能性则分别是47%、43%和32%。

所以结果如果是CIN1，阴道镜也满意，这属于宫颈癌前病变最轻的一级。如果合并有同房后出血、宫颈糜烂，可以进行物理治疗，比如宫颈激光治疗。如果没有症状，仅仅是常规体检发现的宫颈问题，则可以定期复查。

定期复查的时间和项目是：每6个月或12个月复查TCT，或者每6个月或每12个月检测一次HPV。在这6个月到12个月里，Jane如果没有其他不舒服的表现，比如同房后出血等，就可以踏实地要宝宝了。

如果复查HPV阳性，或者复查为ASCUS或更重病变，就需要再次做阴道镜检查。下一步的处理就是观察，如果再次复查病变依旧存在，就需要进行手术了。

如果结果是CIN2，那么还是建议Jane先做手术，再要宝宝。说到手术，其实也是一个小手术，比如可能行子宫颈环形电切除术，也就是LEEP。

这个小手术会不会影响怀孕，导致流产呢

Meta分析（荟萃分析）显示：就流产率而言，冷刀锥切是26%，LEEP是5.2%；早产率冷刀锥切是23.5%，LEEP是5.5%；冷刀锥切可能增加围产期死亡率、早产及低出生体重儿的风险；LEEP及宫颈物理治疗没有增加严重不良妊娠结局风险。有生育要求者应首选LEEP。宫颈机能不全主要与宫颈锥切的深度及体积有关。LEEP是最合适的方式，优点是损伤小，恢复快。

如果结果是CIN3，则一般推荐冷刀宫颈锥切。

备孕半年却查出HPV感染，是HPV感染导致的不孕吗

在妇科门诊，26岁的小贾拿着一张化验单愁眉不展地问我："医生，我和老公备孕半年了也没有动静，这是我的化验单，HPV35（+），你说，我们怀不上孕的原因是不是我感染了HPV？怎么才能消除我的HPV感染呢？打算备孕的您是不是也有这样的疑惑？"我今日科普如下。

1. HPV到底是什么

HPV（人乳头瘤病毒）和HIV（人类免疫缺陷病毒）虽然只有一个字母之差，却是两种不同的病毒。HIV是人类免疫缺陷病毒，导致的疾病是艾滋病。HPV是一群微小的、无包膜的双链DNA病毒，目前发现的基因型别已经超过了200种。HPV分为两类：致癌型（高危型）和非致癌型。

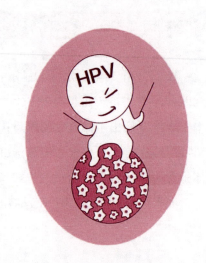

目前已知HPV可引起人类良性的和恶性的肿瘤和疣，如宫颈癌、尖锐湿疣以及生长在黏膜上的乳头状瘤等。

2. HPV的传播途径是什么

目前已经确认的传播方式是黏膜至皮肤、黏膜至黏膜的直接接触，包括阴道、肛门和口腔的性交，其他方式能否感染HPV，证据有限。同HIV和2型单纯疱疹病毒（HSV-2）这些传播率较低的病原体相比，HPV的传染性很高。避孕套

并不能完全阻断 HPV 的传播。

3. 性生活后，HPV感染的概率有多大

HPV 感染非常普遍，只要开始性生活，一生中被 HPV 感染的概率非常高，性活跃期女性 HPV 感染率占 50% ~ 80%。

4. HPV 感染后有什么不舒服吗

HPV 感染后通常没有任何症状，所以自己无法察觉。

5. HPV的威力有多大

绝大部分（99.7%）的宫颈癌都是由HPV感染所引起的，不过，值得庆幸的是，只有一小部分感染高危型HPV的人会进展为明显的宫颈病变和癌。绝大多数HPV感染都是一过性的，进展的风险较小。仅有小部分感染会持续存在，但是若初始感染1年和2年后感染仍然持续，则强烈预示着发生CIN3（宫颈上皮内瘤变3级）或癌的潜在风险增加。

6. HPV感染虽然普遍，机体自我清除的能力也很强

HPV常常表现为一过性感染，有30% ~ 50%的机会，机体是可以自行清除的。

当然了，HPV来得静悄悄，它走得却是慢悠悠。一句话，HPV的清除是需要时间的。大约50%的人可能在半年内转阴，70% ~ 80%的人可能在1年内转阴，而剩余的20% ~ 30%可能需要2 ~ 3年的时间才能变为正常。

7. 查出HPV（+），就是得病了吗

宫颈细胞学检查为阴性，宫颈活检病理检查也为阴性，仅仅HPV检测为阳性，这并不说明存在病变，而常常仅提示为病毒携带状态。

绝大多数HPV感染都是一过性的，所以查出了HPV阳性，在多数情况下，HPV都能够被机体清除。

8. HPV的分型那么多，哪个型别最有害？哪个型别最安全

HPV的分型是有意义的，如果仅仅是低危病毒（HPV6/11）感染，查体没有发现病灶，就不需要治疗，等待自然康复即可。

HPV16和HPV18是最主要的高危型HPV，70%的宫颈癌都是由这两型 HPV导致的，所以如果查出HPV16或HPV18感染，就需要到医院做进一步的检查。

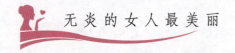

9. 查出HPV（＋），还能怀孕吗

美国疾病控制与预防中心（CDC）称，HPV病毒可能在生产过程中从母体垂直传染给婴儿，但是这种情况是非常少见的。事实上，该机构估计概率是10万多婴儿中出现1.1个。在这些罕见的案例中，HPV感染出现在婴儿的呼吸道，最常见的是引起喉乳头瘤。早发现早治疗最关键。

高危型HPV患者是否能够怀孕？据相关报道，高危型HPV感染是可以怀孕的，但前提是在不引起其他病变的前提下，如尖锐湿疣、宫颈的恶性病变等。

10. HPV感染会影响怀孕吗？会导致不孕症吗

不孕的原因复杂，男女都有份，女方因素占40%~50%，男方因素占25%~40%，男女双方共同因素占20%~30%，不明原因不孕占10%。其中，女性不孕的病因主要包括排卵异常、输卵管因素、子宫内膜异位症、子宫因素和宫颈因素等。

目前尚无证据证明HPV感染影响怀孕，也没有证据表明HPV感染会导致不孕症。

11. HPV感染有什么快速的清除方法吗

目前并无治疗 HPV 的特效药物。

12. 打完HPV疫苗，就能一劳永逸了吗

不是！接种HPV疫苗之后，人体内会产生很多抗体部队，它们会潜伏在宫颈黏膜等处，及时消灭入侵的病毒。

研究表明，接种二价疫苗后产生的保护性抗体可以维持9.4年，四价疫苗可以维持7.2年，九价疫苗可以维持5年（免疫时间上限尚缺乏研究数据）。将二价HPV疫苗产生的抗体水平使用数学模型计算后，预测高水平抗体最长可以维持50年之久。

目前约有30%的子宫颈癌不能通过接种HPV疫苗预防，因此接种HPV疫苗后仍有可能会发生宫颈癌。所以，所有25~64岁有性生活的女性即使接种过预防性HPV疫苗，仍需定期接受子宫颈癌筛查，因为HPV疫苗并不能预防所有高危型 HPV。

付虹医生微课堂

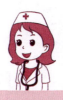

　　某个不靠谱的医生忽悠你说你得了HPV，会导致不孕，让你花费巨资治疗时，你一定要转身离开，不要上当！

扫码问专家
细心指导答疑
为你排忧解难

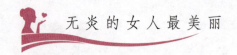
微问答：HPV感染的那些事儿

1. 生殖器人乳头瘤病毒（HPV）感染的概况

答：目前共有200多型的HPV存在，有40多个型别感染生殖器区域。大多数的HPV感染为无症状性感染或亚临床感染，其中无症状性感染最常见。

2. 哪种HPV感染可导致宫颈癌

答：致癌性或高危型HPV感染（如HPV16和HPV18）可导致宫颈癌，持续的致癌性HPV感染是癌前期和癌期发展的最强高危因素。此外，HPV类型也与男女生殖器肿瘤（如阴茎肿瘤、阴道肿瘤、肛门肿瘤和口咽部肿瘤等）相关。

3. HPV检测用于哪些人群？不适用于哪些人群

答：HPV检测可用于年龄大于30岁的女性宫颈癌筛查，不宜用于男性、年龄小于20岁的女性，也不宜作为性传播疾病的常规筛查。

4. 哪些HPV感染需要处理？

答：肉眼可见的病变（如生殖器疣或病理诊断的癌前期病变）应给予治疗。

亚临床生殖器HPV感染可自行清除愈合，故通过阴道镜检查、醋酸试验或核酸检测而诊断的亚临床生殖器HPV感染患者，以及宫颈上皮内瘤变1级（CIN1）患者，均不建议进行治疗。

5. HPV疫苗的种类和适用的年龄

答：（1）二价疫苗"Cervarix"（希瑞适）：由GSK（葛兰素史克）生产，70%的宫颈癌与HPV16型和HPV18型相关，而二价疫苗主要是预防16型和18型两种高危型HPV。

我国药监局批准的二价疫苗接种对象最初为9~25岁的女性群体，目前已经更改为9~45岁，免疫程序分别在第0、1、6个月各接种1剂。

（2）四价疫苗"Gardasil"（佳达修）：由默克公司生产，可以预防由HPV6、HPV11、HPV16和HPV18型引起的宫颈癌和癌前病变。四价疫苗比二价疫苗多了HPV6和HPV11型两个低危型，这两个低危型主要感染90%的湿疣。

因为90%的湿疣主要发生在年轻的女性或者生育年龄的女性，所以四价疫苗同时还可以预防由HPV6、HPV11引发的生殖器疣。

我国药监局批准的四价疫苗接种对象为20~45岁的女性群体，免疫程序分别在第0、2、6个月各接种1剂。

因为二价疫苗的接种对象是9~25岁的女性，所以之前北京只有二价疫苗时，很多"超龄"的"女童鞋"们表示很崩溃。现在我们有了年龄覆盖范围更广的四价疫苗，相信很多女性朋友都可以如愿去接种了。

（3）九价疫苗"Gardasil-9"：九价疫苗在预防HPV16/18两个高危型和HPV6/11两个低危型的基础上，同时还覆盖了HPV31、HPV33、HPV45、HPV52和HPV58五种高危亚型，这五种HPV亚型和宫颈癌的发生也是密切相关的，占HPV引发宫颈癌数量的20%以下。

所以，九价疫苗可以预防90%~91%的宫颈癌。九价疫苗效果的评估需要进一步的临床验证。九价疫苗在我国适宜接种的年龄为16~26岁。

6. 接种HPV疫苗的女性还需要做宫颈癌的筛查吗

答：由于30%的宫颈癌不是由HPV16/18引起的，而是由其他HPV类型引起，因此已接种HPV疫苗的女性仍需进行常规宫颈癌的筛查。

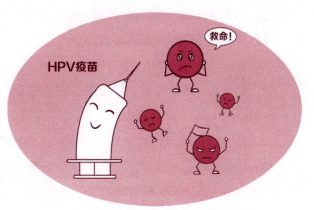

7. HPV6、HPV11的危害

答：90%的生殖器疣患者是由HPV16或HPV18感染引起的。在肉眼可见的生殖器疣患者中，偶尔也可检测出HPV16、HPV18、HPV31、HPV33和HPV35。除了生殖器疣，HPV6和HPV11也与结膜、鼻部、口腔和喉部疣有关。

8. 生殖器疣如何诊断

答：生殖器疣通常根据临床表现进行诊断。HPV检测结果不影响生殖器疣的治疗，通常不用于生殖器疣的诊断。3%~5%的冰醋酸可使皮肤变白色，可用于检查生殖器是否存在HPV感染。但醋酸试验对诊断HPV感染的敏感性低，不提倡作为生殖器黏膜HPV感染诊断的常规检查。

9. 治疗生殖器疣的目的

答：治疗的主要目标是去除生殖器疣。通过治疗，大多数患者疣体消失。未治疗者的生殖器疣可自然消退、保持不变或增大增多。治疗可减少HPV的传染性，但不一定能根除HPV。

10. 生殖器疣是否治疗与宫颈癌有相关性吗

答：没有证据显示生殖器疣是否治疗与发展成宫颈癌相关。

11. 妊娠期生殖器疣需要处理吗

答：因为生殖器疣在妊娠期易破碎，所以许多专家建议妊娠期患者将疣灶去除。

12. HPV6和HPV11对婴幼儿的危害

答：HPV6和HPV11能引起婴幼儿喉乳头瘤（JLP）。传播途径包括经胎盘、产时或出生后，感染相关因素不清。

13. 剖宫产可以阻止HPV传染给胎儿吗

答：通过剖宫产防止婴儿呼吸道乳头瘤的价值尚不明确，剖宫产不能保证防止HPV感染新生儿。

14. 妊娠期生殖器疣在哪种情况下需要选择剖宫产

答：如果生殖器疣妨碍产道或阴道分娩会导致大出血，就应选择剖宫产。

15. 有性传播疾病（STD）病史者或STD门诊妇女的宫颈癌筛查策略

答：在STD门诊就诊的生殖器感染合并高危型HPV感染患者是宫颈癌的高发人群，持续性HPV感染可引起宫颈癌或者癌前期病变，宫颈细胞学检查是一种有效且费用低的预防宫颈癌侵袭的方法。

16.妊娠妇女的筛查策略

答：妊娠妇女也与非妊娠妇女一样需要进行筛查。妊娠妇女检查的标本可使用拭子和Ayre拭子，但不推荐使用细胞刷子。

17.青少年的高危型HPV如何处理

答：高危型HPV在年龄小于21岁的青少年中流行。青少年感染HPV后容易治疗。ASCUS和低级别鳞状上皮内病变的青少年患者，可在12个月和24个月重复进行细胞学检查。对于高度鳞状上皮细胞内瘤样病变的青少年可选择随诊，而对持续性ASCUS和低度鳞状上皮内瘤样病变的青少年患者应进行阴道镜评估。

▲ 扫码进交流圈
看热点聊健康

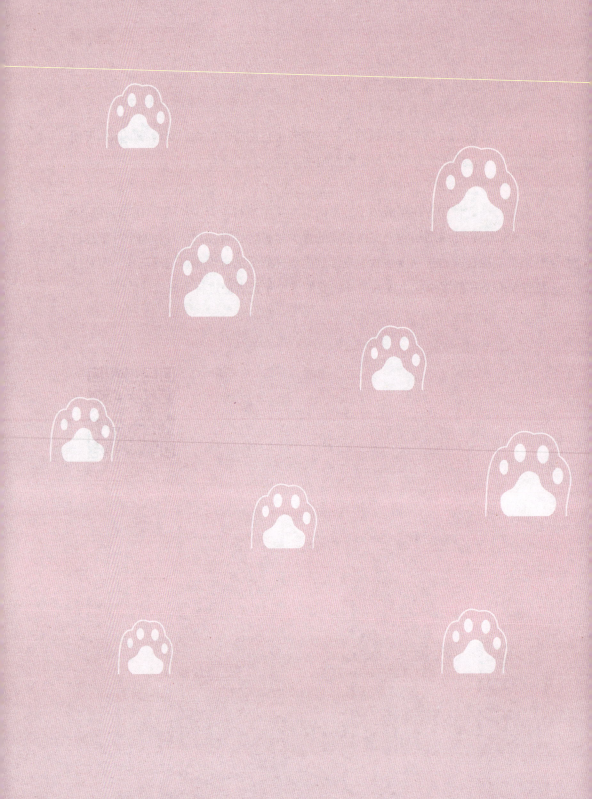

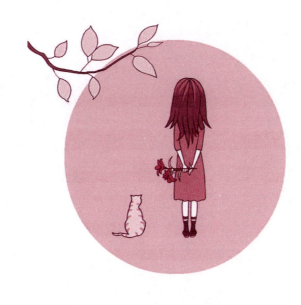

Part 5：盆腔炎篇

小细菌，大危害

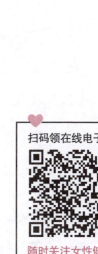

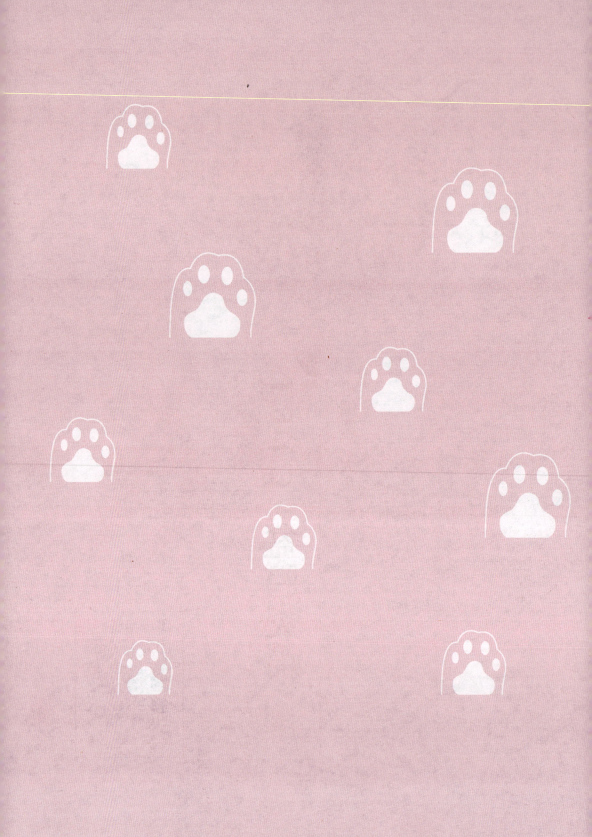

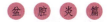

药物、休息和营养，一个也不能少

盆腔由女性内生殖器及其周围的结缔组织组成。内生殖器又包括子宫、输卵管、卵巢。

盆腔炎，顾名思义，就是指女性生殖器官、子宫周围结缔组织及盆腔腹膜的炎症。盆腔腹膜发生的炎症，限于一个部位，也可以几个部位同时发生，可分为急性和慢性两种。

大家可能更关注的是：盆腔炎是怎么得上的？应该怎么治疗和预防呢？

🌹 小细菌，大危害

从病原体的角度看，盆腔炎一般为多种微生物混合感染所致，包括淋病奈瑟菌、衣原体、需氧菌、厌氧菌等。其中，部分微生物就是正常寄居于女性生殖道的，一般不受刺激时，是不会伤害人体的，只有在人体抵抗力低下，比如感冒、发烧时，才可能导致疾病的发生。

盆腔内微环境

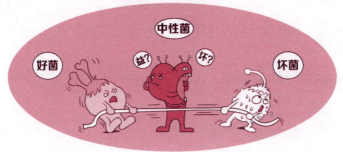

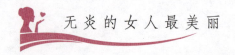

那这些微生物又是如何侵害盆腔导致炎症的呢？

这些微生物分为两种：一种是"外侵者"，一种是"内居者"。

"外侵者"从外阴经阴道进入，一般前期会让你有所感觉，这种感觉就是阴道炎。有的"外侵者"悄无声息地直接沿宫颈黏膜、子宫内膜、输卵管黏膜，蔓延至卵巢及腹腔而导致盆腔炎的发生，这类外侵者可能是淋病奈瑟菌、沙眼衣原体及葡萄球菌等。

"内居者"在你的阴道炎症不及时治疗，阴道的环境不是优势菌——乳酸杆菌主导的动态平衡环境的情况下大量繁殖，然后使阴道的感染上行到盆腔，导致盆腔炎的发生。

巧辨症状，早确诊

说完了这些小到无法用肉眼看见的又在某些情况下威力无比的微生物，我们再来主要看看盆腔炎的症状吧，因为症状是我们第一时间辨别疾病和就医的最主要依据和原因。

典型症状之一：下腹痛，疼痛为持续性，活动或性交后加重。

典型症状之二：阴道分泌物增多。

月经期：经量增多、经期延长。

伴腹膜炎时：可出现恶心、呕吐、腹胀、腹泻等。

伴泌尿系感染时：可有尿频、尿急、尿痛。

以上症状大家可有针对性地区分辨别。对号入座后，发现自己有可能患病的人，一定要到医院进行确诊。妇科检查符合最低诊断标准——宫颈举痛、子宫或者附件区有压痛，即可给予经验性抗生素治疗。

及时治疗，少遗憾——药物、休息、营养，一个都不能少

（1）药物治疗：使用广谱抗生素或联合用药，疗程2周（在盆腔炎诊断48小

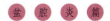

时内及时用药将明显降低后遗症的发生）。

（2）手术治疗：主要用于抗生素治疗不满意的输卵管脓肿或盆腔脓肿，经药物治疗48~72小时，体温持续升高、感染中毒症状未改善或包块增大者，应及时接受手术治疗。

（3）支持治疗：注意多卧床休息，少劳累，自身多食用高热量、高蛋白、高维生素的食物，给身体增加营养，提高免疫力。

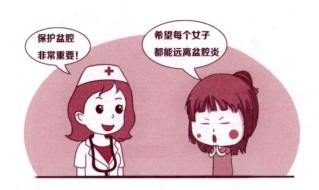

扫码进交流圈
看热点聊健康

累出来的盆腔炎

小琴，人很贤惠，典型的贤妻良母，家里家外都是一把好手；工作上也是尽职尽责。一次，她因为感冒发烧加小腹疼痛入院治疗，经妇科检查，确诊为盆腔炎、阴道炎。小琴很纳闷：自己身体一直很好，这次只是简单的感冒发烧，怎么就会患上了盆腔炎呢？于是，我跟她解释道："盆腔炎多发生于性活跃期、有月经的女性，初潮前、无性生活和绝经后女性很少发生盆腔炎。人体在免疫力下降的情况下，可能会由于阴道炎而引发盆腔炎。"说到这，小琴似乎明白了一些，因为平时确实有外阴瘙痒的症状，而且察觉过白带有异味，但是并没有重视，觉得生完孩子的妇女多少都会有点儿炎症。小琴对于阴道炎的疏忽，以及身体疲劳得不到及时的休息使自身免疫力下降，导致外阴感染的病原体上行进入盆腔而患上盆腔炎。对于小琴的治疗，应首先选择广谱抗生素治疗及联合用药，等实验室培养结果出来确定致病菌类型后，根据药敏的结果选择更适合的抗生素，另外还要及时治疗发热症状，减少机体消耗。与此同时，我告诉小琴，一定要回家卧床休息几日，加强营养，按时复查，因为盆腔炎如果不能得到及时、彻底治疗，就可能导致不孕、输卵管妊娠（宫外孕）、慢性盆腔痛、炎症反复发作。

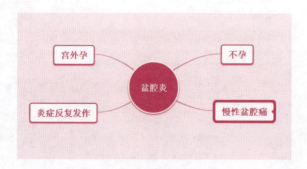

付虹医生微课堂

免疫力——人体自身的防御机制

人体可识别和消灭外来侵入的任何异物(病毒、细菌等)，可处理衰老、损伤、死亡、变性的自身细胞，可识别和处理体内突变细胞和病毒感染细胞。免疫力低下的人易于被感染或患癌症。

扫码问专家
细心指导答疑
为你排忧解难

上环后得了盆腔炎，盲目上环惹的祸

妇科病房的12床新收了27岁的徐徐，她因为"放环后1个月余，下腹痛2周，发热2天"入院。看到我去查房，徐徐有些不好意思。给她问病史、写病历的时候，我了解了她患病的经过。

1个多月前，我出妇科门诊。徐徐曾经挂号准备上环，见到我，她很干脆，告诉我她已经生完孩子了，顺产，孩子今年1岁了，她打算上环避孕，希望当天就能把环戴上。

问完她的月经、婚育史，我告诉她宫内避孕环建议在女性月经干净3～7天后放置，而且上环之前需要做查体及血常规、乙肝表面抗原、梅毒、艾滋病、妇科分泌物等相应检查，检查结果无异常才能上环。

听到我如此介绍，徐徐不耐烦地说："不就是上个环吗？在老家，我随便去个小诊所，那里的妇科医生就给上环了，做什么检查？再说了，如果做了检查，这里的医生就能给放环了吗？"

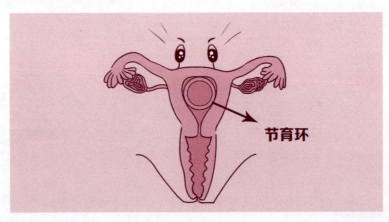

节育环

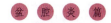

　　我告诉她要待检查结果出来，结果正常才能安排时间放环，如果有炎症，比如阴道炎，就必须开药治疗痊愈才能上环。

　　听到我如此说，徐徐拿着挂号条走了，嘴里还嘟囔着："大医院就是事多，就是想骗我们老百姓的钱，傻子才在你们医院上环呢！"

　　结果，徐徐在一家小门诊上了环，也没有做检查，上环的时候不是徐徐月经干净后的3～7天，而是快来月经的日子。上环后，徐徐点滴出血5天，术后1周，徐徐就来月经了，经量还很大，平素没有痛经的她肚子还疼了起来，疼得厉害时，她就买些止痛药吃。

　　月经持续了10天才干净，随后阴道就排出了黄白色脓性的白带，肚子也越来越疼。她去家门口的药店买药，店员告诉她可能得了盆腔炎，就推荐她买了些中成药口服。她吃药后肚子缓解了2天，又疼了起来，最近2天，又发烧了，体温最高达38.6℃。她不得已才来医院看病，被门诊医生收住院治疗。

　　"付医生，我得的盆腔炎是不是由于上环引起的？我当时不应该去那个小诊所上环，那里的卫生消毒条件肯定不合格，才导致我得了盆腔炎。我以前都好好的，从来没有得过盆腔炎，阴道炎都没得过。你说，是不是在那个小诊所上环感染的盆腔炎？"

　　盆腔炎常见的诱因有：阴道分娩、剖宫产、流产，病原体可上行通过剥离面或残留的胎盘、胎膜、子宫切口等，导致盆腔炎；月经期性交；妇科手术操作，各类需伸入器械进入宫腔的操作，如人工流产、放环或取环术、子宫输卵管造影术等，都可能导致盆腔感染（称医源性盆腔炎）；性乱史；邻近器官的蔓延（最常见的是阑尾炎）；全身性疾病，如败血症、菌血症等，细菌也可达输卵管及卵巢，发生急性盆腔炎。

　　徐徐本次盆腔炎的发生是和上环术息息相关的。上环术前，她没有进行常规查体，不知道有无阴道炎症。虽然她自述从未得过阴道炎，但是这只能说明她没有出现不舒服的表现，而部分阴道炎可能没有任何不适，只有通过查体才能确诊。而盆腔炎多为阴道感染上行蔓延至盆腔所致。

　　对于徐徐的治疗以抗生素治疗为主（疗程2周）。盆腔炎多为混合感染，我根据经验选择广谱抗生素足剂量足疗程用药，同时在使用抗生素前，我们给徐徐做妇科检查的时候，我们也会同时给她做宫颈的支原体、沙眼衣原体、淋球菌和细菌培养及药敏试验。因为超声提示徐徐的宫内环位置正常，所以不需要取环。同时我建议徐徐卧床休息，高蛋白饮食，采取半卧位以利于宫腔内及宫颈分泌物排出体外，发烧时给对症治疗。

经过1周的静脉输液治疗，徐徐的腹痛症状缓解，可以出院了。出院时，我叮嘱她回家后还需要继续口服抗生素1周并按时门诊复查，加强营养，休息好，警惕盆腔炎的复发和后遗症的出现。

付虹医生微课堂

上环术是需要用探针探宫腔和把节育器放入宫腔的，这种器械进入宫腔的操作，有可能把阴道内潜在的致病菌带入宫腔，导致盆腔炎的发生。在涉及宫腔的计划生育手术前，医生需常规检查阴道清洁度、滴虫和霉菌等。有炎症者先接受治疗，有助于预防术后盆腔炎的发生。研究报道，宫内节育器放置后头三周内容易发生盆腔炎，但多数症状轻微，目前无证据表明带环者出现盆腔炎时需要摘除宫内环。长期使用宫内节育器并不增加盆腔炎的风险，是安全的。

药流后又犯盆腔炎

妇科门诊，22岁的米三多很坦诚，告诉我她上个月刚刚做完药物流产，药物流产后1周就上班了，因为工作需要陪酒，而且经常熬夜，所以最近2周小腹隐隐作痛，白带也变成了脓性。

经过了解，我知道了三多的工作，就在一个KTV陪酒，她每天晚上10点上班，一般会上到后半夜。顾客有需要陪酒的，就会付小费请她们，她们会陪顾客喝酒，也会帮助顾客点歌，并陪他们唱歌。

由于长期喝酒，三多才22岁的年纪，眼睛已经没有了年轻人的神采飞扬，皮肤暗淡无光，下巴上还长满了绿豆大小的痤疮，皮肤比我这三十多岁的女人还差。我给她开了超声检查、妇科检查和白带常规。经过查体和辅助检查，米三多被诊断为盆腔炎、阴道炎。我给三多开了口服药物，并叮嘱她好好休息、增加营养、按时复查。三多拿着药方笑着走了，走到门口，她又回头问我："付医生，我必须休息吗？""当然了，我可以给你开假条。"我回答她。

思索了一会儿，三多回答"不用了"，就走出了我的视线。

我有些担心三多会不会按时休息和服药。一天凌晨一点半，我值夜班，三多就被她的小姐妹送来了。三多面容苍白，紧闭着双眼，测体温高烧39℃，查体显示下腹痛压痛、反跳痛明显，急查血常规，白细胞已经达到了19.2×10⁹/L。

"医生，你快收三多住院吧，三多为了挣钱命都不要了，今天晚上，发烧的她还要坚持工作，结果陪顾客喝酒的时候呕吐被顾客投诉了，我们才发现她烧得这么厉害！"三多的小姐妹焦急地对我说。

药物流产后的注意事项

（1）药物流产后的卫生与避孕，要更加精心。

（2）药物流产时，由于子宫有新的创伤及阴道流血易发生逆行感染，因此要注意局部卫生，洗澡应以淋浴为宜，不要洗盆浴，以免污水进入阴道，引起感染。一个月内禁止性生活。

（3）药物流产后要休息1～2周，逐渐增加活动量。在人流后1月内不要从事重体力劳动和下冷水劳动，以免抵抗力降低，诱发其他疾病。

（4）观察出血情况，人流后阴道流血超过1周以上，甚至伴有下腹痛、发热、白带混浊有臭味等异常表现，应及时到医院诊治。

付虹医生微课堂

　　药物流产又称药流，即在怀孕早期不需手术而用打针或服药的方法进行人工流产。应用药物使妊娠终止，是近20年来的新发展，已广泛用于临床。目前常用的药物是米非司酮片和米索前列醇联合应用，前者使子宫蜕膜变性坏死、宫颈软化，后者使子宫兴奋、子宫收缩，促使胚胎排出。

巧辨盆腔炎中的支原体

34岁的陈陈因为"下腹痛，白带增多2周，高热2天"住院治疗。我详细询问了病史并查体，结合相关辅助检查，确诊她患上了盆腔炎。

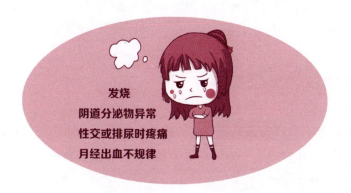

发烧
阴道分泌物异常
性交或排尿时疼痛
月经出血不规律

宫颈分泌物的结果显示：解脲支原体阳性。分析：支原体是参与盆腔炎感染的"帮凶"，不是"主谋"，但是即使是"帮凶"，也需要选择敏感的抗生素进行治疗。根据药敏试验，我为陈陈增加了阿奇霉素治疗。

宫颈细菌培养的结果为大肠埃希菌。药敏试验提示目前静脉输液所用的抗生素为敏感抗生素。使用抗生素规范治疗2周后，陈陈的症状完全消失，妇科查体也正常。

又过了2周，陈陈来妇科门诊复查，妇科检查及白带常规的同时，也复查了支原体，结果依然是解脲支原体阳性。陈陈马上问我："是不是支原体感染还没有好？需要继续治疗吗？"

对此，我的解答是：解脲支原体（UU）经感染治疗后症状体征消失，仅UU实验室检查结果为阳性时，应考虑是否转为UU携带，不必继续进行药物治疗。而陈陈的情况就是症状已经完全消失，妇科检查也是正常的，仅宫颈分泌物的结果提示解脲支原体呈阳性，分析此种情况就是解脲脲原体阳性，不需要再进行药物治疗了。听完我的分析，陈陈一颗悬着的心终于放下了，她红着脸问我："如何预防盆腔炎？"

女性生殖道的解剖、生理、生化及免疫学特点具有比较完善的自然防御功能，以抵御感染的发生。健康女性阴道内虽然是多种微生物并存，但是优势菌乳杆菌作为阴道的"卫士"，担负着保持生态平衡的重任，并不引起炎症。

当自然防御功能遭到破坏或机体免疫功能降低时，内分泌发生变化或外源性病原体入侵，均可导致炎症发生。

🌹 预防盆腔炎，工作做在前

（1）月经期、流产后及产褥期需要格外注意卫生：如娇气的月经期、产褥期、人工流产后不注意卫生，使用不洁的卫生巾、坐浴或有性生活，细菌极易经黏膜而上行引起盆腔炎症。

（2）经期应避免过度劳累，下腹部受凉、雨淋和冷水中作业均可使身体抵抗力下降而诱发感染。

（3）积极防治性传播疾病对预防盆腔炎有重要意义。

（4）积极治疗盆腹腔内其他器官的炎症，如阑尾炎、结肠憩室炎、结核等可减少盆腔炎的发生率，以避免炎症蔓延至子宫和附件。

（5）积极治疗全身急慢性疾病，如化脓性扁桃体炎、腮腺炎、猩红热、伤寒及副伤寒，以免病原体经血行传播进入盆腔引起感染。

（6）动动更健康！加强体力锻炼，增强机体的抗病能力和免疫功能，对预防感染很重要。

（7）采取洁身自好的生活方式，配偶具有同样责任。

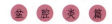

盆腔炎不彻底治愈，后果很严重

　　盆腔炎如果不能得到及时、彻底的治疗，就可能导致不孕、输卵管妊娠、慢性盆腔痛、炎症反复发作，还有更严重的后遗症，如宫外孕、不孕。这样的病例我也在临床遇到过，所以，我再次告诉广大的女性朋友，私处的炎症看似是小病，实则要足够重视。如果阴道炎、盆腔炎不能得到及时有效和足疗程的治疗，它将影响和破坏女性朋友生宝宝的能力，进而剥夺我们做妈妈的权利。

　　了解了盆腔炎的感染途径、治疗方法、预防、不积极治疗引发的后果后，你是不是在思考"自己属于易得这种病的人群吗"？答案即刻为您揭晓。

　　（1）盆腔炎青睐"妙龄女子"，高发年龄为15~25岁，年轻女性容易发生盆腔炎可能与频繁性活动、宫颈柱状上皮移位、宫颈黏液防御功能差有关。

　　（2）盆腔炎多发生在性活跃期女性，尤其是初次性交年龄小、有多个性伴侣、性交过频以及性伴侣有性传播疾病者。其中，多性伴女性盆腔炎的患病率是单一性伴者的5倍。

　　（3）下生殖道感染：比如淋菌性子宫颈炎、衣原体性子宫颈炎以及细菌性阴道病与盆腔炎的发生密切相关。

　　（4）子宫腔内手术操作后感染：如刮宫术、输卵管通液术、子宫输卵管造影术、宫腔镜检查术，手术所致生殖道黏膜损伤、出血、坏死，导致下生殖道内源性病原体上行感染。

　　（5）性卫生不良：如经期性交，使用不洁月经垫等，均可使病原体侵入而引起炎症。此外，低收入群体不注意性卫生保健，阴道冲洗者盆腔炎的发生率高。

　　（6）临近器官炎症直接蔓延：如阑尾炎、腹膜炎等蔓延至盆腔，病原体以大肠埃希菌为主。

　　（7）盆腔炎再次急性发作：盆腔炎所致的盆腔广泛粘连、输卵管损伤、输卵管防御能力下降，容易造成再次感染，导致急性发作。

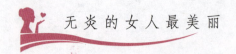
付虹医生微课堂

　　私处的炎症看似是小病，实则要足够重视。如果阴道炎、盆腔炎不能得到及时有效和足疗程的治疗，它将影响和破坏女性朋友生宝宝的能力，进而剥夺我们做妈妈的权利。

扫码问专家
细心指导答疑
为你排忧解难

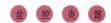

盆腔积液的去与留

随着人们生活水平的提高，大家对自己的健康也日益关注。关注到什么程度呢？在妇科，我认为关注度最高的就是宫颈糜烂和盆腔积液。经常会有女性朋友过来复查超声，看看自己的盆腔积液消了没有。在她们的意识中，盆腔积液就是盆腔炎的标志。

34岁的程程就是过来复查盆腔积液的。她告诉我，她自从1年前体检发现了盆腔积液，就一直吃不好睡不好的，肚子也莫名其妙的隐隐作痛，后来去了许多医院看病，有的医院说不用治，有的医院说必须治疗。

她认为劝她治疗的医生就是负责任的医生，她当然要乖乖地接受治疗了。可是治疗了半天，盆腔积液仍然顽固地存在。

后来在家门口的一家医院，她接受了超级豪华的进口纳米技术和阴道上药技术治疗，1个疗程后，在那里复查B超，盆腔积液消失了！

看到超声检查显示盆腔积液完全不存在了，她的小腹也不隐隐作痛了。可是本月月经干净后，她的小腹又开始隐隐作痛，观察了十余天，腹痛也不见好转，还出现了尿频、尿痛，想到那家医院的治疗费太贵，她决定先找一家医院查查再说。

妇科查体未发现异常，盆腔超声显示子宫、附件区未见异常，盆腔积液1.6cm。尿常规提示：尿道炎。

于是，我使用抗生素治疗尿道炎，并嘱患者多饮水。我告知程程，当人体站立的时候，盆腔作为盆腹腔的最低部位，里面任何造成液体渗出的情况，都有可能造成盆腔积液。

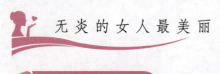
正常的盆腔积液

正常的盆腔积液可发生于下列情况。

（1）正常育龄妇女在月经前后，有相当一部分女性存在经血返流的情况，会在盆腔里出现少量的积液。这种积液的成分其实就是返流到盆腔的经血。这些积液过段时间就会自行吸收，无须特殊处理。

（2）排卵后，卵母细胞和卵泡液一起排出，会产生少量的盆腔积液。

（3）短期内进行宫腔镜、输卵管通液术，因术中会将液体注入宫腔探查输卵管通畅情况，液体会顺着输卵管进入盆腔，积聚在盆腔形成盆腔积液。

异常的盆腔积液

异常的盆腔积液主要发生于盆腔炎，所以很多女性朋友会把盆腔积液当作盆腔炎的标志。炎性渗出可形成输卵管炎、输卵管积脓，出现盆腔积液。

但是盆腔炎的常见症状为下腹痛、阴道分泌物增多，腹痛为持续性，活动或性交后加重。盆腔炎的诊断标准为出现下腹痛，并可排除其他引起下腹痛的原因，妇科检查符合最低诊断标准（宫颈举痛、子宫或者附件区有压痛），才可以诊断。

所以盆腔炎的病人不一定会出现盆腔积液，盆腔积液当然也不是盆腔炎的标志。

没有症状时发现了盆腔积液，应该考虑生理性的积液，不需要额外的处理，也不要因此而影响心情，更不需要频繁地复查！

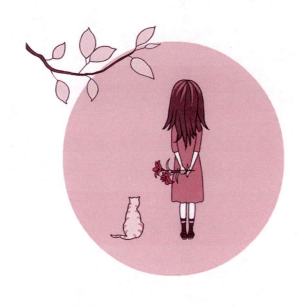

Part 6: 检查篇

女性应该知晓的健康小知识

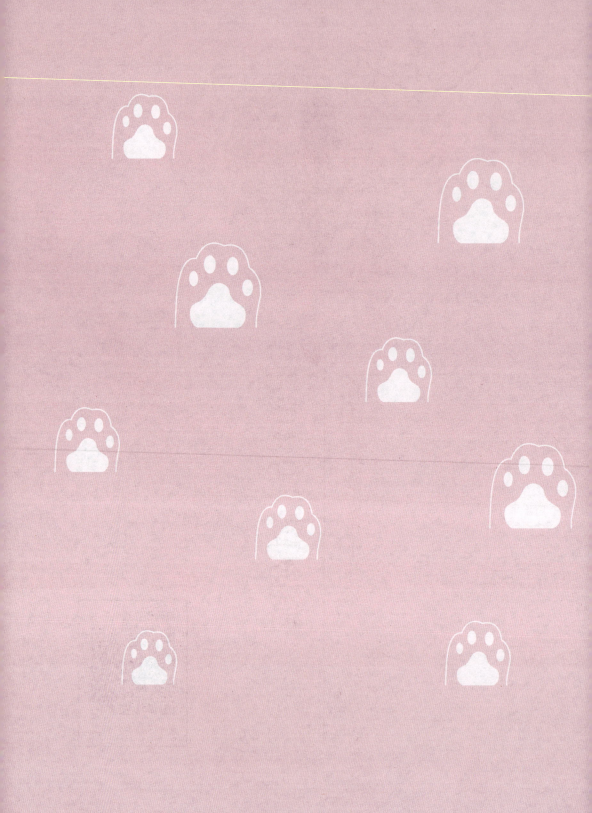

看妇科病前你应该知道的健康小知识

月经是什么

月经是指随卵巢周期性变化而出现的子宫内膜周期性脱落及出血，每月1次，周而复始，如期而至，适时而止。规律的月经的出现是生殖功能成熟的重要标志。月经血呈暗红色，除血液外，还有子宫内膜碎片、宫颈黏液及脱落的阴道上皮细胞。

正常的月经周期表现

出血的第1天为月经周期的开始，两次月经第1日的间隔时间称为一个月经周期。正常情况下一个月经周期为21~35日，每一月经周期平均约28日。规律的月经周期变化应该小于7天。每次月经持续时间为经期。正常情况下一个经期为2~8日，每一经期平均为4~6日。经量为一次月经的总失血量。正常月经量为20~60mL，月经量大于80mL为月经过多，月经量小于5mL为月经过少。

月经期可以出现的表现

正常的月经具有周期性，一般月经期无特殊症状，但由于经期盆腔充血以及前列腺素的作用，有些女性朋友会出现下腹及腰骶部下坠或子宫收缩痛，并可出现腹泻等胃肠功能紊乱症状。少数患者可有头痛及轻度神经系统不稳定症状。

月经过期多少天需要就诊

对于规律的月经，月经过期1周就需要就诊了，其中有性生活的女性，首先应检查有无受孕。

月经过多、经期过长或者阴道出现持续出血，是否需要等待血止后再就诊检查、寻找病因

不！经量过多或者阴道出血不止已经不是正常的月经了，属于异常子宫出血，需要及时就诊，寻找原因，对症止血。

正常的白带是什么样

正常的白带呈白色稀糊状或蛋清样，黏稠，量少，无腥臭味，称为生理性白带。一般在经期前、排卵期、经期后或妊娠期稍增多。

白带出现什么情况需要就诊

阴道是有自行调节能力的，但是如果观察几天白带异常仍不见好转，尤其是出现血性白带的时候，要及时去正规的医院接受诊断和治疗。

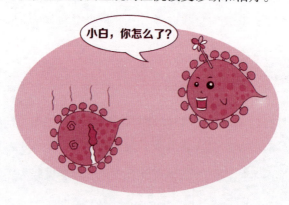

和老公努力要了3个月孩子，没要上，我是不是不孕了？需要检查吗

处于育龄期，未采取任何避孕措施，有正常性生活，同居1年未妊娠者，称为不孕症，其中从未有过妊娠史者称为原发不孕，曾有过妊娠史者称为继发性不孕。

在一般人群中，如果夫妇性生活正常且不避孕，每个月有20%的概率受孕，1年内怀孕的概率为84%，而在第一年没有怀孕的女性，大约可在第二年受孕，累积怀孕概率可达92%。所以，如果健康的您很努力地要了几个月孩子，没有怀上，不要着急，因为每个月只有20%的概率受孕，您可以再给自己机会，等到1年怀不上孕再到不孕门诊检查。

虽然1年为推荐开始进行检查的时限，但是有以下因素时应尽早检查：①加拿大妇产科医生协会（SOGC）指南和建议中提到因为男女双方在35岁以后生育力的下降以及女性受孕所需时间的增加，大于35岁的女性在试孕6个月后就应该去不孕门诊就诊；②男女双方有影响生育的病史，如闭经，月经过少，盆腔炎性病变或隐睾，应尽早检查。

不孕症都需要做哪些检查

（1）女性的检查：依次为体格检查、盆腔超声【检查内容：子宫情况（内膜）、卵巢基础状态评估、卵巢外有无异常回声】、女性激素（检查卵巢储备功能建议在月经来潮的2~4天抽血化验，月经周期紊乱者推荐在月经后半周期通过血清孕酮测定结合超声评估有无排卵）等无创检查；输卵管通畅试验（建议月经结束3天后检查），酌情应用腹腔镜/宫腔镜、其他影像学检查（CT/MRI）等。

（2）男性的检查：依次为体格发育及营养状况、生殖系统检查。精液分析是不孕症的最初评估手段之一，需行2~3次精液分析，获取基线数据，每次禁欲天数（3~7天）应尽可能一致。

（3）其他检查：还有激素检查、生殖系统超声等。

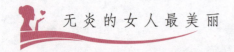
值得注意的是：诊断为不孕症后，男女双方的检查应该同时进行。

🌹 关于无痛人流，你需要知道的

人工流产是避孕失败后唯一可靠的补救措施。虽然简便易行，但对于妇女机体而言是一次不可避免的损伤，可以降低机体的免疫力，因此也相应增大了病原体感染的概率。人流并发症有出血、感染、脏器损伤、人工流产综合反应、月经不调、继发不孕等。

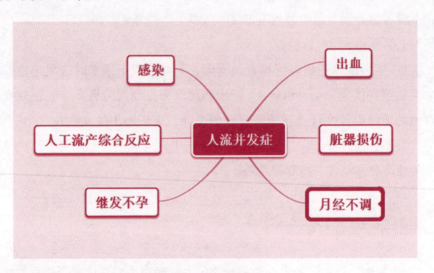

🌹 上环后，发现什么异常情况需要随时就诊

（1）月经该来没有来，即月经过日子了。

（2）持续多量出血或月经异常。

（3）急性腹痛或其他盆腔感染症状。

（4）尾丝消失、变长、变短或节育环脱出。

（5）白带增多、有异味。

付虹医生微课堂

妇科检查前，您需要知道的！

（1）如果您是没有过性生活的女性，请您在就医时主动告诉妇科医生，因为没有性生活的女性不能使用窥器做妇科检查。

（2）对于出现外阴瘙痒、白带异常的女性，建议检查前2～3天不要自行阴道上药和性生活。

（3）非急症情况，一般在经期时不建议进行妇科检查。

扫码问专家
细心指导答疑
为你排忧解难

如何判断得了妇科疾病

要想判断自己是否得了妇科疾病，我先给大家介绍一下妇科疾病的常见症状：阴道流血、白带异常、下腹痛、外阴瘙痒及下腹部肿块等。

阴道流血

阴道流血为妇科就诊最常见的主诉之一。女性生殖道的确娇气，其任何部位包括阴道、宫颈、宫体及输卵管均可发生出血。虽然绝大多数出血来自宫体，但不论其来源何处，除正常月经外，均称为"阴道流血"。

正常的月经是这个样子的：月经的周期可波动于21~35天。月经出血日期亦可波动于2~7天。月经血一般呈暗红色。月经量5~80mL均属于正常。月经血的主要特点是不凝固。

除了正常的出血，出现以下出血情况都是异常的，都考虑得了妇科疾病。经量增多（子宫肌瘤的典型症状）、周期不规则的阴道流血（多为功血）、无任何周期可辨的长期阴道出血（多为生殖道恶性肿瘤所致）、停经后阴道流血（育龄期首先考虑与妊娠有关的疾病）、接触性出血（性交后或阴道检查后立即有鲜血，考虑宫颈炎、宫颈癌、宫颈息肉等可能）、经间出血（多为排卵期出血）、间歇性阴道排出血性液体（应警惕输卵管癌的可能）、外伤后阴道流血等（常见于骑跨伤后）。

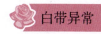 白带异常

　　白带是由阴道黏膜渗出液、宫颈管及子宫内膜腺体分泌液等混合而成，其形成与雌激素作用有关，由于颜色多呈白色，故称"白带"。正常的白带呈白色稀糊状或蛋清样，黏稠，量少，无腥臭味，称为生理性白带。一般在月经前、排卵期、月经后或妊娠期稍增多。

　　异常的白带（病理性白带）主要分为以下几种。

　　（1）凝乳块状或豆渣样白带：为假丝酵母菌阴道炎（霉菌性阴道炎）的特征，常伴严重外阴瘙痒或灼痛。

　　（2）白色或灰黄色泡沫状稀薄白带：滴虫性阴道炎的特征，可伴有外阴瘙痒，间或有灼热、疼痛、性交痛等。

　　（3）灰白色匀质鱼腥味白带：常见于细菌性阴道病，伴外阴轻度瘙痒。它是正常生长在阴道内的细菌生态平衡失调引起的。

　　（4）脓性白带：色黄或黄绿，黏稠，多有臭味，为细菌感染所致。可见于淋病奈瑟菌阴道炎、急性子宫颈炎及子宫颈管炎。阴道癌或子宫颈癌并发感染、宫腔积脓或阴道内异物残留等也可导致脓性白带。

　　（5）透明黏性白带：外观与正常白带相似，但数量显著增多，应考虑卵巢功能失调、阴道腺病或宫颈高分化腺癌等疾病的可能。

　　（6）血性白带：白带中混有血液，血量多少不一，应考虑子宫颈癌、子宫内膜癌、宫颈息肉、宫颈柱状上皮异位合并感染或子宫黏膜下肌瘤等。放置宫内节育器也可引起血性白带。

　　（7）水样白带：持续流出淘米水样白带且具奇臭者，一般为晚期子宫颈癌、阴道癌或黏膜下肌瘤伴感染。间断性排出清澈、黄红色或红色水样白带，应考虑输卵管癌的可能。

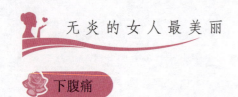
下腹痛

下腹痛为女性常见的症状，多为妇科疾病所引起。其中急骤发病，多为妇科急腹症，这些疾病需要您及时就医，包括卵巢囊肿蒂扭转或破裂，或子宫浆膜下肌瘤蒂扭转，反复隐痛后出现撕裂样剧痛者，应考虑输卵管妊娠破裂或流产的可能。起病缓慢而逐渐加剧者，也不可掉以轻心，因为这些多为生殖器炎症或恶性肿瘤引起。对于育龄女性，腹痛同时有停经史，多为妊娠合并症，伴恶心、呕吐，应考虑囊肿蒂扭转可能；伴畏寒、发热，常为盆腔炎；伴有休克症状，应考虑腹腔内出血等。

总之，平时我们的肚子不会无缘无故地疼，不管是急剧的、不易缓解的疼痛还是持续的疼痛，都建议您尽快就医，除了妇科疾病，内外科疾病也会出现下腹痛的症状，需要医生仔细鉴别，对症治疗。

外阴瘙痒

外阴瘙痒也是妇科病患者常见的症状，多由外阴各种不同疾病所引起，也可发生于外阴无病变者。莫把瘙痒当小病，小病也有大烦恼！当瘙痒严重时，患者坐卧不安，甚至影响生活和工作。

引起外阴瘙痒的疾病种类繁多，除了局部原因，如霉菌性阴道炎和滴虫性阴道炎等感染是引起外阴瘙痒最常见的原因；鳞状上皮细胞增生、疱疹、湿疹、寻常疣、肿瘤等皮肤病变均可引起外阴瘙痒；全身原因中，糖尿病、胆红素升高、黄疸、维生素A或B缺乏、贫血、白血病等患者可有外阴瘙痒及身体其他部位的瘙痒；肥皂、避孕套、卫生巾、化纤内裤、化学清洁剂、药物等都可以直接刺激皮肤或使皮肤过敏引起接触性或过敏性皮炎，导致外阴瘙痒。

出现了不明原因的外阴瘙痒，您是不是也应该去医院就医？

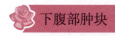

下腹部肿块

长胖本就令女性不悦，长了肿块就更是烦上加烦了！肿块可能是患者本人或家属无意发现，或因其他症状如下腹痛、阴道流血等做妇科检查或超声检查发现。根据肿块质地不同，分为囊性肿块和实性肿块。囊性肿块多为良性病变，如卵巢囊肿、输卵管卵巢囊肿、输卵管积水等或充盈膀胱。实性肿块除妊娠子宫为生理情况，子宫肌瘤、卵巢纤维瘤、盆腔炎性包块等为良性病变外，其他实性肿块均应考虑为恶性肿瘤。

付虹医生微课堂

妇科疾病纷繁复杂，如何及早发现这些妇科疾病的征象呢？除了我上面介绍的妇科病常见的几大主要症状，对于平时没有任何不舒服的女性，您只要每年做一次妇科体检就够了。妇科基础的体检包括：妇科检查（对于有性生活的女性）、白带常规、TCT联合或不联合HPV、盆腔超声。

妇科检查都查些什么

医院有两个科室大家都不太愿意去，一个是口腔科，比口腔科还不愿意去的，就是妇科。当然，我说的是女性朋友，男性想去也不让去啊！因为妇科门诊的大门口都会贴着"男士止步"的醒目标志。

妇科检查的价格不贵，之所以各位小主不愿意检查，主要是医生需要使用一个"鸭嘴形"的窥器，这个窥器需要放入女性的阴道内，这就会引起不适感甚至轻微的疼痛。

妇科检查都会查什么

这也是各位"小主"普遍关心的问题。毕竟，医学现在已经这么发达了，B超不都能看到子宫、附件的样子了吗？还要妇科检查这么"原始"的手段干什么？

妇科检查还有必要吗？妇科检查能查到什么？妇科检查包括外阴、阴道、宫颈、宫体及双侧附件检查。

妇科检查操作步骤

患者排空膀胱，采取膀胱截石位舒服地躺在检查床上后，医生会先检查患者的外阴部，观察外阴发育及阴毛发育和分布情况，是女性型还是男性型？深奥吧！男女有别，女性自青春期开始会在外阴的阴阜部生长呈倒三角分布的阴毛，而男性则是正三角分布的阴毛。

除此之外，医生还要观察外阴部有无畸形、皮炎、溃疡、赘生物或肿块，注意皮肤和黏膜色泽或色素减退及质地变化，有无增厚、变薄或萎缩。再依次观察尿道口、阴道口、处女膜等。

下一步就是医生用"鸭嘴"形状的窥器打开阴道，检查阴道壁，观察阴道前后壁和侧壁及穹隆黏膜颜色、皱襞多少，是否有阴道畸形，有无溃疡、赘生物或囊肿等。还要注意阴道内分泌物量、性质、色泽，有无臭味。阴道分泌物异常者应做检查，取白带，送检白带常规。

同时查看宫颈，观察宫颈大小、颜色、外口形状，有无出血、肥大、糜烂样改变、息肉、赘生物，宫颈管内有无出血或分泌物。然后擦拭掉宫颈表面分泌物后，在宫颈表面及宫颈管内进行TCT取样或者HPV取样。

最后，取出鸭嘴，医生将戴检查手套的两根手指伸入阴道，另一个手按压下腹部进行双合诊检查。同时医生会询问患者是否感觉疼痛。大家只要配合医生，真实回答就可以了。

在最后这个环节，医生可以查清子宫的位置、大小、软硬度、活动度及有无压痛。还要摸清子宫两侧的附件区有无肿块、增厚或压痛。正常卵巢偶可扪及，触后稍有酸胀感，正常的输卵管不能摸到。医生还会通过触觉来感觉是否子宫有肌瘤、卵巢有囊肿。

对于妇科检查查不到或者触诊不清楚的，就需要盆腔B超闪亮登场了！

付虹医生微课堂

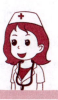

没有性生活的小女孩，是绝对不能使用窥器做妇科检查的，除非特殊的情况。男医生也不能单独给女性朋友做妇科检查，为了避免尴尬和不必要的误会，必须有女医生或者女护士在旁边陪伴。

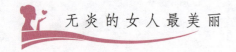

阴道镜检查是妇科检查的必备项目吗

妇科门诊，32岁的刘女士要求做阴道镜检查，我问她为什么要查阴道镜？她说3个月前她在家门口的妇科门诊做阴道镜检查发现"宫颈糜烂"，就在那里做了进口纳米红外线光疗，现在想过来复查"宫颈糜烂"好了没有？目前她没有任何不适的症状。

我问她发现"宫颈糜烂"后，那里的医生有没有给她做TCT和HPV检查？

刘女士摇着头说没有做TCT和HPV检查，做阴道镜检查确定就是"宫颈糜烂"了，医生说不用检查其他了，就直接进行治疗了。她当时还很感谢那里的医生，没有给她做过多的检查。

"光疗花了多少钱？"我问道。

"进口纳米红外线光疗1个疗程共7次，一共6800元。那里的医生说如果不及时治疗宫颈糜烂，会导致宫颈癌的，所以才花几千元就避免了宫颈癌的发生，太值了。"刘女士回答。

"当时因为怎么不舒服过去做的阴道镜？"我继续问。

"没有什么不舒服，就是外阴瘙痒过去检查一下，医生说直接做个阴道镜一步检查到位。"刘女士回答。

刘女士在当地门诊看病的几个错误环节，分别解释如下。

出现了外阴瘙痒，需要做哪些检查

外阴瘙痒多出现在外阴炎、阴道炎，所以只需要做个妇科检查和阴道分泌物检查就可以了。妇科检查包括对外阴、阴道、宫颈、宫体及双侧附件的检查，阴道分泌物主要检查有无阴道炎，是哪种阴道炎？

🌹 查体发现"宫颈糜烂"，应该补充检查什么

宫颈早期癌变时，宫颈的外观与"宫颈糜烂"没有显著差异，当发现"宫颈糜烂"时，需要做宫颈癌的早期筛查，包括TCT和HPV检测（有条件者可查），出现问题时应进一步做阴道镜检查及病理活检，以便进一步诊断。

🌹 做妇科检查时，一步到位直接做阴道镜可取吗

宫颈病变的诊断遵循三阶梯原则，从无创到有创，对于有性生活的女性，无论有无症状，均建议无创的检查，也就是TCT 和（或）HPV 检查，如果TCT 和（或）HPV检查结果异常，建议进一步做阴道镜检查，必要时活检送病理（此步骤为有创检查）。

从上述内容可以看出，妇科检查时，对于宫颈病变的筛查TCT 和（或）HPV就够了，不需要阴道镜检查。

🌹 做阴道镜的意义何在

阴道镜可以将观察的宫颈和阴道放大4~40倍，阴道镜检查结合醋酸试验，可以观察到发生病变的宫颈、阴道等部位的形态学改变和血管网的变化，发现许多肉眼不能看到的亚临床病变。

阴道镜指导下活检，可准确定位，降低取材的差错率，从而使诊断准确率大大提高。

从中我们也可以看出，阴道镜的目的就是发现肉眼不能看到或看清楚的亚临床病变，指导定位取活检，诊断的金标准仍然是活检的病理结果。阴道镜下看到

的病变再明显，看阴道镜的医生经验再丰富，也不能盲目地断定结果是炎症还是宫颈癌前病变或者宫颈癌。

进口纳米红外线光疗治疗"宫颈糜烂"靠谱吗

对于刘女士出现的外阴瘙痒，如果诊断为外阴炎或者阴道炎，需要对症药物治疗。

"宫颈糜烂"可以与宫颈炎同时存在，当出现白带增多、呈脓性、出现经间期出血、性交后出血等不适的时候，此时除了需要做宫颈癌的早期筛查，还需按照宫颈炎的诊断标准进行诊断，同时筛查淋菌、衣原体等致病微生物，发现微生物感染时，可使用抗生素进行治疗。

治疗"宫颈糜烂"可以预防宫颈癌吗

"宫颈糜烂"是一种生理表现，和宫颈癌无相关性，不会致癌，治疗"宫颈糜烂"也预防不了宫颈癌。

怎样才能预防宫颈癌

宫颈癌的发病原因比较肯定，就是HPV的持续感染。预防宫颈癌的两个途径为：①宫颈癌的一级预防就是打宫颈癌疫苗；②定期到妇科做宫颈癌的常规筛查，发现宫颈癌前病变及时治疗。

最后，征得刘女士的知情同意，我给她做了妇科检查、TCT和HPV检查，她的宫颈表现为中度糜烂，但是现在正确的称呼应为"宫颈柱状上皮外移"，是一种正常的生理现象。在上次就诊的妇科门诊花费了6800元进行的所谓的进口纳米光疗对刘女士的宫颈产生了什么效果，在笔者和读者的心中都是打个大大的问号吧？

　　1周后，刘女士过来取TCT和HPV检查的结果，并把结果拿给我看，上面提示TCT正常和HPV（－），知道了自己宫颈的结果正常，刘女士放心地走了，并答应我一定定期过来做常规筛查。

▲ 扫码进交流圈
看热点聊健康

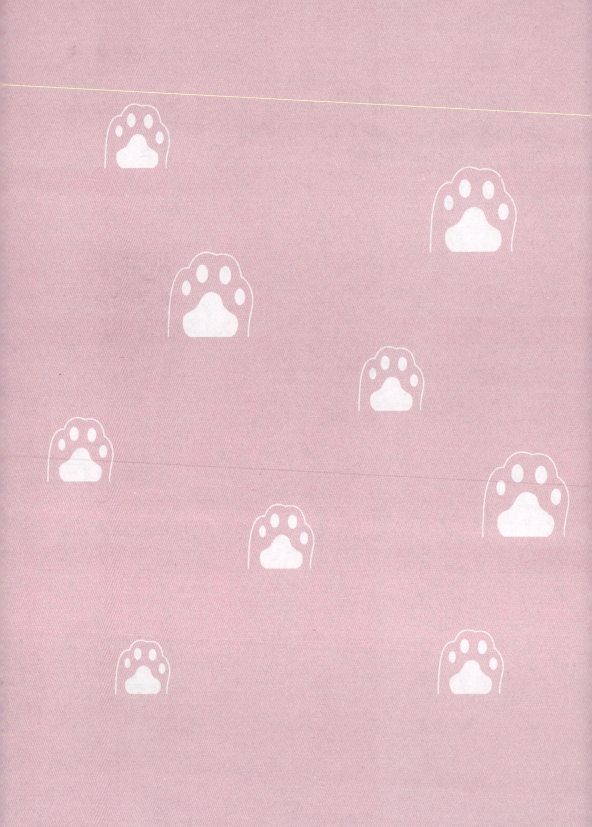

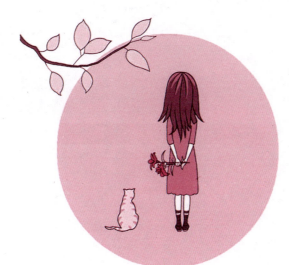

Part 7：预防篇

未雨绸缪，健康的女人才美丽

扫码领在线电子书

随时关注女性健康

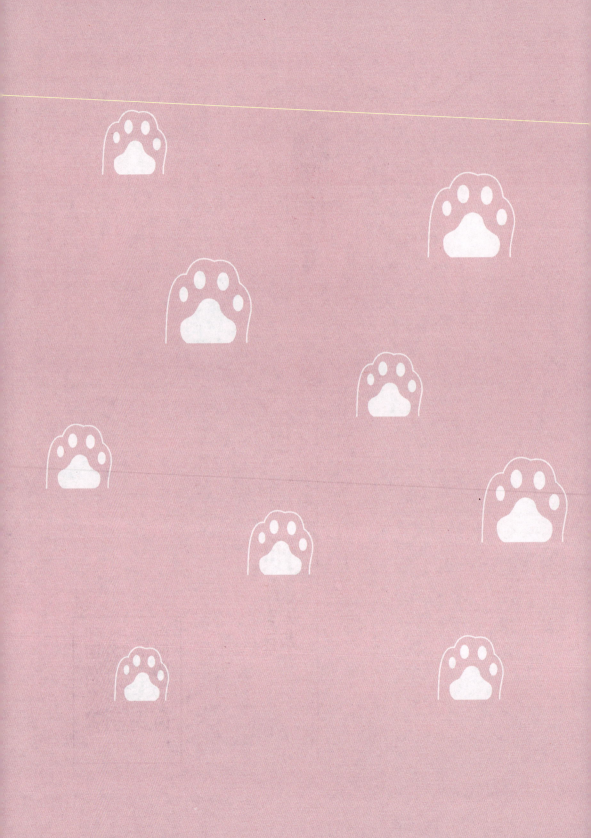

妇科打假篇

作为专业的妇科医生，我在这里要给大家介绍几个在不正规的医院经常被过度治疗的不一定是疾病的"病"。

NO.1 "宫颈糜烂"

"宫颈糜烂会致癌，不及时治你就惨了！"

听到这些来自不正规医院的医生吓唬人的话，多少善良的、对医学知识掌握不多的女人乖乖地掏了腰包，有的甚至会用自己大半年的工资支付昂贵的治疗费。而结果却是过度治疗了一个本不需要治疗的"病"。

"宫颈糜烂"这一过时的诊断，用于诊断"慢性宫颈炎"长达数百年，而现在我们应该知道"宫颈糜烂"并非真正的糜烂面，医学上"宫颈糜烂"看作鳞-柱交界外移形成的宽大转化区及内侧的柱状上皮。

当发现"宫颈糜烂"时，需要做宫颈癌的早期筛查，包括宫颈细胞学检查和HPV检测（有条件者可查），检查结果出现问题时应加做阴道镜检查及病理活检，进一步诊断。

全球范围内大量的循证医学的研究表明：有16种之多的致癌型HPV（WHO认定其中13种最具致癌潜能：16、18、31、33、35、39、45、51、52、56、58、59和68型）的持续感染（至少持续2年）与宫颈癌及其癌前期病变的发生发展密切相关。

所以曾经认为与宫颈癌有关的"宫颈糜烂"，现认为与宫颈癌的发生无关。

"宫颈糜烂"是一种生理表现，和宫颈癌无相关性，不会致癌，使用药物通常不能使糜烂消失，而且存在"宫颈糜烂"的女性多数没有什么不适的表现，所以不需要单纯对无症状的"宫颈糜烂"进行治疗。

NO.2盆腔积液

"盆腔积液就是盆腔炎，不治将恐深！怎么治呢？我们医院有国外进口的超声导入吸管吸出治疗，只要把盆腔积液吸出来，病就除了！而且该治疗还是微创，价钱吗？进口的技术，肯定要贵一点点了！"

面对某家不正规的医院，病人终究是没舍得花那么多钱治疗，换一家人多的医院吧，好不容易排到自己了，妇科医生只是简单地问了问病史，确定没有什么不舒服，再看看超声结果，就确定没有病，可以放心回家了！这是怎么回事？到底哪个医生说的对呢？

当人体站立的时候，盆腔作为盆腹腔的最低部位，盆腹腔里任何可能造成液体渗出的情况，都有可能造成盆腔积液。

比如正常育龄妇女在月经前后，有相当一部分女性存在经血返流的情况，会在盆腔里出现少量的积液，这种积液的成分其实就是返流到盆腔的经血，这些积液过段时间就会自行吸收，无须特殊处理；排卵时，卵母细胞和卵泡液一起排出，会产生少量的盆腔积液，在进行促排卵治疗时，由于药物的作用女性可同时排出多个卵泡，其产生的盆腔积液也相应增加；短期内进行宫腔镜、输卵管通液术，因术中会将液体注入宫腔探查输卵管的通畅情况，所以液体会顺着输卵管进入盆腔，积聚在盆腔形成盆腔积液。上面三种属于正常情况，无须处理。

盆腔炎：由于炎性渗出，可形成输卵管炎、输卵管积脓，出现盆腔积液，严重者输卵管明显增粗、弯曲，纤维素性脓性渗出物增多，造成与周围组织粘连。

此外，患异位妊娠、卵巢囊肿破裂、卵巢及输卵管恶性肿瘤的女性也会出现盆腔积液。但是这些导致盆腔积液的疾病都会有其他不舒服的表现，查体时也会有相应的体征。

如果做超声的您发现了盆腔积液，不必紧张，回顾一下自己最近是不是在月经期前后、排卵后期做过手术。如果回答是否定的或者有不舒服的表现，就去正规医院的妇科医生那里，结合病史和查体结果，找到盆腔积液的原因，对症处理很必要。非病理性的盆腔积液不用处理，静观其变足以。

NO.3 卵巢囊肿

"亲，你的卵巢上长了一个囊肿，再不治就影响怀孕了！治疗方法吗？有手术和非手术两种途径治疗。手术治疗伤害大，你可以选择我们的非手术治疗，具有无创、效果好、3个月复查囊肿消除率98%，对于那2%未消除的囊肿，你到时候再选择手术治疗也不晚！"

听到这些话，你是不是会被医生体贴的服务感动。不过，买东西都要货比三家，看病这种比买东西更大的事情，你是不是也应该换家医院再问问比较好？

换了家医院，医生的答复果然又不一样了，你的囊肿不大，目前也没有不舒服的表现，可以回家观察，3个月复查就可以了，如果囊肿持续存在、增大或者出现症状，再考虑治疗。

你是不是瞬间凌乱了？到底该听哪个医生的？

对于育龄期的女性，如果B超发现了完全囊性的<6cm的囊肿，肿瘤标志物也正常，可以观察3~6个月，因为如果是生理性的囊肿，再次于月经干净后复查会消失。如果囊肿>6cm，或者短时间内迅速增大，或者3~6个月复查囊肿持续存在，特别是迅速增大的囊肿，需要接受手术治疗。

对于考虑生理性囊肿的，在观察期间如果出现持续的下腹痛、恶心、呕吐或者发热，需要及时就医，以排查是否出现了需要急诊手术的卵巢囊肿破裂和扭转。

NO.4 宫颈囊肿

自从有了B超检查，"宫颈囊肿"也被广大女性熟知。

检查时见宫颈表面突出多个分散的青白色小囊泡，直径2~3mm，偶可达1cm，半透明状，内含无色黏液。若囊肿感染，则外观呈白色或淡黄色小囊泡，囊内液呈浑浊脓性。在表面光滑的宫颈也常见到此类囊肿。

幸运的是，大部分宫颈囊肿发生于生理性宫颈糜烂愈合时，而并非炎症表现，也就不需要治疗了，对于合并炎症的需要治疗的宫颈糜烂，可以在治疗宫颈糜烂的同时处理宫颈囊肿，对于存在急性感染的情况，需要先行抗感染治疗。

宫颈到底出现何种情况需要进一步诊断和治疗？

当出现血性白带，比如同房后出血、白带带血的时候，需要排除宫颈病变，建议您及时去正规的医院接受诊断和治疗。

查出自己是HPV（＋），结合TCT的结果，看看是否需要进一步的阴道镜检查，对于HPV16和HPV18阳性的结果，需要直接转诊阴道镜，取活检送病理，根据病理结果，如果是炎症仅需对症治疗，如果是CIN1可以随诊定期复查，如果是CIN2及以上型别的病变则需要手术治疗。

▲ 扫码进交流圈
看热点聊健康

私处感染预防大全

两千多年前，柏拉图就说过：人生最重要的就是照看好自己的心灵。作为专业的妇科医生，我想告诉广大女性朋友，在照看好自己心灵的同时，更需要照看好自己的身体。

妇科门诊最常见的炎症就是外阴炎、阴道炎、宫颈炎和盆腔炎。其中外阴炎、阴道炎、宫颈炎会出现不同程度的外阴瘙痒，白带增多、颜色异常、有异味等症状，盆腔炎主要是由于下生殖道感染的逆行上升所致，常见症状是下腹痛和阴道分泌物增多。

对于上述疾病总的治疗原则就是一般支持及对症处理，控制感染，形成脓肿者切开引流，术后抗感染与促进炎症病变的吸收。

未雨绸缪，生了病再治疗总是不如不生病，所谓"上医治未病"，下面我就主要和大家谈谈如何预防私处感染。

外阴炎症的预防

（1）注意外阴清洁，保持局部干燥，减少摩擦，勤换内裤，注意穿纯棉内衣。

（2）避免局部刺激：每天用清水洗外阴，不用碱性或酸性较强的液体洗外阴。正常情况下，不乱用洗液包括药液洗外阴，有炎症时应在医生指导下用药。

（3）注意祛除诱因，积极治疗糖尿病、阴虱、阴道炎、宫颈炎及肠道寄生虫病。

（4）另一半如有异常应及时就诊治疗，避免互相感染。

（5）注意饮食营养均衡，加强锻炼，提高身体素质，加强心理健康的训练。

阴道炎的预防

（1）消除发病诱因：如积极治疗糖尿病，不滥用抗生素和性激素。

（2）消灭传染源：发现阴道炎，进行及时有效的治疗。

（3）杜绝传播途径：提倡淋浴，尽量避免公共浴池。注意公共场所如游泳池、桑拿浴、温泉、旅店等公共物品的消毒和隔离，提倡使用一次性物品。

（4）其中霉菌性阴道炎为预防复发，对合并糖尿病的患者应积极控制血糖；对应用抗生素后易发生霉菌性阴道炎的患者应尽量避免局部和全身应用抗生素；对复发性霉菌性阴道炎的患者应避免使用口服避孕药避孕。

（5）预防和避免滴虫性阴道炎复发，女性需要注意的是固定性伴侣，性交中应用避孕套，尽量淋浴；公共场合建议禁止滴虫性阴道炎患者进入游泳池，公厕改为蹲式；患者的内裤及洗涤用的毛巾，应煮沸5~10分钟以消灭病原体。

宫颈炎的预防

（1）消除诱因：长期慢性机械性刺激与损伤，是宫颈炎的诱因。应禁止经期性交，积极治疗男性包皮过长，清除包皮垢的长期刺激。避免紊乱的性生活。

（2）减少病原微生物的感染：引起宫颈炎的病原体很多，如一些化脓性细菌、淋病双球菌、沙眼衣原体、原虫类以及病毒，尤其是人乳头瘤病毒和疱疹病毒II型等，均可引起急性宫颈炎和慢性宫颈炎。在发现急性宫颈炎时应积极治疗。

（3）避免物理化学因素的刺激：应用浓度较高的酸性或碱性溶液冲洗阴道或在阴道内放置腐蚀性较强的药物栓剂，均可造成阴道和宫颈上皮的损害而诱发炎症。某些放射性物质在治疗时也可引起宫颈炎，临床上应避免使用。

（4）鼓励女性朋友适时生育，不要过早生育，采取可靠的避孕措施，减少人工流产的次数，对预防宫颈炎的发生都有积极的意义。

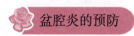 盆腔炎的预防

（1）注意月经期、流产后及产褥期卫生：如月经期、产褥期、人工流产后不注意卫生，使用不洁的卫生巾、坐浴或有性生活，细菌极易经黏膜而上行引起盆腔炎症。月经期子宫内膜剥脱出血，宫颈口开放。如不注意卫生，可导致致病菌上行性感染，引发盆腔炎。因此，在上述时期内要避免性生活、游泳、盆浴，不要应用不洁卫生巾，防止感染盆腔炎。还要注意性生活卫生，性生活前后用清水清洗外阴部；如患性传播疾病，治愈前，禁止性生活，远离性病原体感染。

养成良好的会阴部清洁习惯，杜绝各种感染途径。保持会阴部清洁、干燥，每晚用温水清洗外阴。不要用肥皂或各种护理液药水等洗外阴，以免影响阴部的自身防御机制。

洗浴用品做到专人专用，不可用手掏洗阴道内，更不建议用冲洗器来冲洗阴道内，这样不仅容易破坏阴道内的自身防御机制，引起菌群失调，导致感染，还有可能在冲洗液压力过大时，将带菌的冲洗液直接灌入子宫腔内，导致急性盆腔炎。

（2）经期应避免过度劳累，下腹部受凉或雨淋和冷水中作业均可因身体抵抗力下降而诱发感染。

（3）积极防治性传播疾病对预防盆腔炎有重要意义。盆腔炎最有效的预防办法就是预防和控制沙眼衣原体和淋病奈瑟菌有关的性传播疾病。性活跃、性生活频繁，以及年龄较大但感染风险较高的女性（如有多个性伴侣或有新的性伴侣）以及性伴侣有性传播疾病者，需每年进行沙眼衣原体的筛查。对于高危女性（如有多个性伴侣，或既往淋病感染史，或居住在淋病高发社区），也推荐检查淋病奈瑟菌。对于没有妊娠要求的女性，建议规范应用避孕套，避孕套不仅是预防性传播疾病的基石，也可用于预防盆腔炎。

（4）积极治疗盆腹腔内其他器官的炎症，如阑尾炎、结肠憩室炎、结核等

可减少盆腔炎的发生率，以避免炎症蔓延至子宫和附件。积极治疗全身急慢性疾病如化脓性扁桃体炎、腮腺炎、猩红热、伤寒及副伤寒可经血行传播将病原体带入盆腔引起感染。

（5）及时、正确诊断治疗下生殖道感染。及时治疗外阴阴道炎，防止病原菌上行性感染。如果经常出现外阴阴道的瘙痒，白带增多、色黄、呈豆腐渣样，或水样、有臭味等性状改变，就可能是患上了外阴阴道炎，此时一定要及时到正规医院就医治疗。不要忌医、自行用药、更不要听信小广告乱投庸医，延误诊治，使感染上行扩散，导致盆腔炎。

（6）及时治疗急性盆腔炎，一旦出现腹痛、发热、阴道分泌物增多，及时到医院就诊。在48小时内做出急性盆腔炎的诊断及治疗，彻底治愈急性盆腔炎，将明显降低盆腔炎性疾病后遗症（以往称为慢性盆腔炎）的发生概率，迁延不愈、反复发作急性盆腔炎未能治愈，可转为慢性，反复发作。因此，对急性盆腔炎应予以积极彻底的治疗，要卧床休息或取半卧位，以利炎症局限化和分泌物的排出；遵医嘱足量、足疗程地应用抗生素，并配合中药制剂治疗。

急性盆腔炎患者不要过于劳累，要做到劳逸结合，节制房事，避免症状加重。治疗不应以症状暂时缓解作为治愈的标准，要经医生检查确定治愈后才能停药。防止病情反复，困扰您的生活。

（7）手术前后预防盆腔炎，应尽量避免行人工流产及其他妇产科手术。分娩、人工流产及上环、取环，宫腔镜等手术，病原体可经外阴、阴道、宫颈及子宫体创伤处侵入盆腔结缔组织及内生殖器其他部分，发生急性盆腔炎。因此，术前3天要避免性交，注意保持外阴清洁。手术后多有阴道流血，要禁止性生活，避免游泳、盆浴，直到阴道流血停止，身体康复。最好来过一次正常月经且干净后再开始正常性生活，并遵医嘱预防性应用抗生素。这样可帮助您远离妇产科手术导致的盆腔炎。

（8）保持心情愉快，加强体能锻炼，增强机体抗病能力和免疫功能对预防感染很重要，避免不洁性生活，减少性传播疾病的发生，加强锻炼，提高机体抵抗力。

付虹医生微课堂

积极健康的心态，洁身自好的品格，劳逸结合的工作，健康合理的饮食，不节食，不熬夜，加强锻炼。积极治疗原发疾病，穿纯棉透气的内裤，每天用清水洗外阴，避免阴道灌洗液冲洗阴道。远离私处感染，你也可以做得到！

扫码问专家
细心指导答疑
为你排忧解难

远离妇科病，经期巧护理

生育期是女性一生中的黄金时期，自信靓丽的容貌，蒸蒸日上的事业，甜蜜浪漫的爱情，和睦温馨的家庭，健美的体魄都赋予女性诱人的魅力。处于这个黄金时期的女性朋友，如果具有自我保健意识和良好的生活习惯，应该很少求医于妇科医生。

可是处于这个伟大而自主的时代，工作压力大，每个人都想活得自在潇洒，熬夜加班、不规律的饮食和作息、一夜情、吸烟、酗酒等不良的生活方式深深地影响了女性朋友的健康。

其中，每个月特别的那几天最令女性烦恼，下面我就主要介绍经期如何护理自己。

月经是女性特有的生理现象，但因受内分泌影响而有盆腔充血，全身及局部抵抗力降低，宫颈口松弛和子宫内膜脱落后出现创面等，很容易引起感染和其他疾病。因此，为了预防月经病必须注意以下几点。

经期保持心情舒畅

不良的情绪是幸福生活的头号敌人，既伤身，又伤心。所以应该稳定情绪，避免过度的悲伤、紧张、焦虑和愤怒。

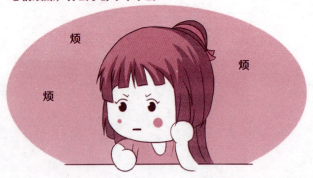

心情烦躁，什么事都干不下去……

适当注意保暖

有的人经期依然贪凉吃冷饮、喝冰镇啤酒，但是总体而言建议不要冷水浴、吃冷饮，避免过冷引起卵巢功能紊乱。

避免重负荷体力劳动和剧烈运动

如体育比赛、长途旅行会引起月经量过多和经期延长。

保持外阴清洁

因为月经期阴道内存有少量积血，宫颈口松弛，往往容易引起上行感染，所以要注意经期卫生。内裤最好为棉制品，易通风保暖。经期内每晚应用清水冲洗外阴，禁止盆浴和性生活以及阴道妇科检查和操作等。

经期禁止游泳

防污水进入阴道，以免引起感染。

合理饮食

不吃生冷刺激食物，多吃富含纤维素及易消化食物，多吃新鲜的富含维生素的水果和蔬菜，多饮水，保持大便通畅。

注意劳逸结合，保证充足的睡眠和休息。

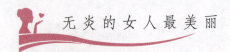

关于卫生巾

选用的卫生巾应注意生产厂家和生产日期，并适时更换，如2~4小时或者依据月经量及时更换。

月经期常出现哪些不适

月经期间，常见轻度腰酸、下坠感、嗜睡、疲倦等不适。经期女性可以参加一般活动，但不宜过分紧张、过重劳动，以免盆腔过度充血，致月经不调、痛经。

出现何种情况需要及时就诊

如果出现月经过多、月经不规则、痛经和闭经等应及时就医，切忌自行用药。

经期可以参加体育比赛吗

所谓经期适当活动，即需根据不同年龄、健康状况和训练水平等个人情况适当安排锻炼，从而保证系统不间断的训练。

但在经期要避免进行剧烈、大强度或振动大的跑跳动作，而且不宜参加体育比赛。体育比赛运动量大，精神紧张，神经系统往往难以适应。

何种习惯需要改变

不合理膳食、酗酒、吸烟、吸毒、性生活紊乱或不洁的性生活等不仅危害身体健康，也可造成月经异常。

比如吸烟：香烟成分复杂，含有4700多种化合物，其中3000多种已得到确认。而且很多物质已经证明具有致癌、致畸和致突变作用。吸烟导致的长期缺氧和雌激素分泌减少，可使女性提前衰老。吸烟量大的女性更年期提前，卵巢囊肿的危险性增加。

而性生活紊乱或不洁的性生活可导致艾滋病、梅毒、淋病、尖锐湿疣、沙眼衣原体感染等性传播疾病。

付虹医生微课堂

对于女性总的保健原则就是：在繁忙的工作中注意劳逸结合；在休息时选择适宜个人的运动项目，掌握适度的运动量和时间；善于用脑和合理用脑；充足的营养是健康的保证，避免肥胖和营养不良，避免酗酒、吸烟、吸毒、性生活紊乱等不良的生活方式。

扫码问专家
细心指导答疑
为你排忧解难

远离私处感染，同房要注意

很多女性朋友都有体会，有了性生活后私处的炎症也随之而至，得了私处炎症又难免会互相指责，并且互相发誓自己是忠诚的，作为医生，我无法评定女性私处的炎症到底从何而来，但是我可以向大家科普一些性健康的知识。

经常保持外阴部的清洁卫生

不论男女，除定期洗澡外，男性要注意外生殖器的卫生，女性要经常注意外阴部的卫生，每次性生活前后均应清洗干净。

男子的包皮垢对病原体的生长繁殖较为适宜，如不经常清除，不仅会引起自身感染，而且通过性生活，还会传播给女方。女性由于外阴的解剖特点，如阴唇和阴蒂间皱褶较多，分泌物常易蓄积，阴道口又临近尿道口和肛门，更易互相感染，所以保持外阴部的清洁尤为重要。

严格遵守女性各期对性生活的禁忌

（1）月经期：关键在于女方态度，从生理角度看，月经期宫颈口较松，内膜剥脱后存在创面，性生活易增加生殖道感染的机会。其次，性生活会使盆腔充血加重，可能引起月经过多、经期延长、淋漓不尽或腰酸腹胀等不适症状。

但是，在女方经血很少时，若无明显妇科炎症，男方用避孕套，双方注意性生活前后卫生，则并非严格禁忌。

（2）妊娠期：《中华妇产科学》第3版中明确规定，妊娠初3个月应避免性生活，此时胎盘尚未形成，胚胎发育还不稳固，性冲动引起的盆腔充血、子宫收缩，有可能导致流产。妊娠末3个月必须严禁性生活以预防早产、胎膜早破、继发出血、感染等。

但是我查阅最新版本的《威廉姆斯产科学》，明确说明对健康孕妇，性生活是没有禁忌的。

但我认为，妊娠初3个月和妊娠末3个月还是建议避免性生活。

妊娠中3个月性生活不属绝对禁忌，但应有节制，并注意腹部避免受压。

（3）产褥期：分娩后生殖器一般需6~8周才能复旧，产后至少8周内应严禁性生活，如恶露未尽更应延迟。

（4）哺乳期：哺乳期女性生殖器处于暂时萎缩状态，组织比较脆弱，性生活活动可能造成组织创伤，甚至引起出血，男方应注意避免动作粗鲁。此外喂哺婴儿会使女方劳累疲乏，性欲随之减退，男方亦应体谅，适当节制性生活。

恰当掌握性生活的频度

性要求的周期长短因人而异，常与年龄、体质、性格、职业等有关，即使同一个人，在不同环境、生理条件或精神状态下也会有所改变，如年龄的增长、体质的衰退、月经的来潮、生活中的烦恼和繁重的工作都会抑制性的需求。

性生活的频度应根据双方性能力进行调整。一般情况下，青年人每周2~3次，中年人每周1~2次，随着年龄的增长，频度可逐步减少。掌握的尺度可根据性生活双方是否感到疲乏为原则。

夫妻之间性要求的强弱往往不同，必须从爱护、体贴对方出发，恰当地安排好性生活的频度，才能争取性生活的和谐。

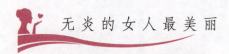
选择合适的性生活时间

性生活时机最好选择在晚上入睡以前，以便保证充分的休息时间。清晨起床前进行性生活可能会影响白天的工作学习。但性欲的激发很难在事先拟定，最佳性生活时机应是双方都有性要求的时刻。在性生活实践中，如能逐步养成习惯，尽量选在入睡前性生活，将有利于身心健康。

付虹医生微课堂

性健康是生殖健康的一个重要标志。夫妻之间如果只追求性生活的和谐和美好而忽视了性生活卫生，就可能引起一些疾病，不但会影响性功能的发挥，甚至会造成生育上的障碍。所以从性生活开始就应该养成良好的性卫生习惯。

扫码问专家
细心指导答疑
为你排忧解难

无痛人流虽无痛，却有伤

随着人流术融入了麻醉技术，无痛的麻醉使广大的女性朋友在术中解除了痛苦。某些私立医院甚至打出"梦幻人流""微管可视无痛人流"的广告词，并扬言这是对女性身体"无伤害的流产"。

理想是丰满的，可是现实总是过于骨感。正如同我们国内的广告一样，广告上的"某师傅牛肉面"里面总是有大块的牛肉，可是吃到嘴里的"某师傅牛肉面"连小块的牛肉都看不到吧？最多只有肉末吧！能看到肉渣就算您人品大爆发了吧？

所以对待那些过于完美的甚至于美得已经脱离实际的"无痛人流"的广告，大家看看，然后一笑就行了，认真了你就幼稚了。

看到这里，我真得替我们正规医院所有妇产科的医生抱不平，我相信，只要是一个有良知的医生，当患者拿回妊娠试验阳性结果的单子时，我们首先问的一句话是：您怀孕了，要不要？如果是没有孩子的女性，我们都会建议她如果能要都尽量要，不要急于决定做流产。因为哪怕是手术水平再高的医生，也无法保证自己的人流术不出现任何风险。

人流时会出现的意外如下。

术时并发症

（1）出血：人工流产术中出血量≥200mL者。

（2）脏器损伤：子宫穿孔、宫颈裂伤、严重时合并内脏损伤，如附件、膀胱、肠管及肠系膜损伤。

（3）人工流产综合反应：指受术者在人工流产术中或手术结束时出现心动过缓、心律失常、血压下降、面色苍白、出汗、头晕、胸闷，甚至发生昏厥和抽搐等症状。其发生主要由于宫颈和子宫遭受机械性刺激引起迷走神经兴奋所致，并与孕妇精神紧张，不能耐受宫颈扩张、牵拉和过高的负压有关。一旦出现心率减慢，静脉注射阿托品0.5～1mg，效果满意。

（4）栓塞：目前应用的自动控制人工流产吸引器，因能自动制造负压和控制负压，故空气栓塞已被杜绝。羊水栓塞偶可发生在人工流产钳刮术，宫颈损伤、胎盘剥离使血窦开放，为羊水进入创造了条件，此时应用缩宫素更可促使发生。妊娠早、中期时羊水含细胞等物极少，即使并发羊水栓塞，其症状及严重性也不如晚期妊娠发病凶猛。

人流后的近期并发症

（1）吸宫不全：为人工流产后常见并发症。主要是部分胎盘残留，也可能有部分胎儿残留。人工流产吸宫不全容易发生于宫体过度屈曲或技术不熟练等情况。术后流血超过10日，血量过多，或流血停止后又有多量流血，应考虑为吸宫不全，B型超声检查有助于诊断。若无明显感染征象，应行刮宫术，刮出物送病理检查，术后用抗生素预防感染。

（2）漏吸：确定为宫内妊娠，但术时未吸到胚胎及胎盘绒毛，往往因胎囊过小、子宫过度屈曲或子宫畸形造成。当吸出物过少，尤其未见胚囊时，应复查子宫位置、大小及形状，并重新探查宫腔，能及时发现问题而解决，吸出组织送病理检查；若未见绒毛或胚胎组织，除考虑漏吸外，还应排除宫外孕的可能。确属漏吸，应再次行负压吸引术。

（3）术后感染：开始时为急性子宫内膜炎，治疗不及时可扩散至子宫肌层、附件、腹膜，甚至发展为败血症。多因吸宫不全或流产后过早性交引起，主要表现为体温升高、下腹疼痛、白带混浊或不规则流血，双合诊时子宫或附件区有压痛。治疗为卧床休息，支持疗法，及时应用抗生素。宫腔内残留妊娠物者按感染性流产处理。

人流后的远期并发症

（1）慢性盆腔感染：术前无明显生殖器感染征象，术后短期内（两周内开始）曾出现节育手术有关的感染，如输卵管炎、卵巢炎、附件炎、盆腔腹膜炎、盆腔结缔组织炎、盆腔脓肿等，症状、体征持续存在或病情反复发作，经妇科检查存在阳性体征。

（2）宫颈管或宫腔粘连：由于人流或人流不全，经子宫吸、刮术后出现周期性下腹痛，经量减少或闭经者，并经宫颈管、宫腔探查、X线造影或宫腔镜检查等证实。

（3）月经不调：人流术后可能有月经不调。据统计，术后月经恢复的时间平均为33.8天，最早为术后13天，最晚为术后113天。临床表现为人流术后出现月经量增多或减少，月经周期缩短或延长，甚至闭经。

（4）继发不孕：继发不孕是指人流术后未避孕而一年内未受孕者。

（5）子宫内膜异位症：主要表现为进行性痛经，月经异常，经期不适，下腹坠胀，大小便不适，里急后重。

（6）对再次妊娠的影响：西欧的主要研究证实，在妊娠早期采用扩张宫颈做吸宫术者，以后妊娠的流产率增高，危险性为正常女性的1.5~2.5倍。若有多次人工流产史的女性，发生自然流产的危险性增高，出现早产或低体重儿的危险性增高约2.5倍。

其中，女性患者人流术前询问最多的莫过于：医生，你看看我的B超，我这次怀孕做流产没事吧？不会以后不能怀孕了吧？

对此，我只能很负责任且抱歉地回答：我也不知道。

我所能告诉您的就是，人流术发生继发不孕的比例大约为2%，这个看似很低的比例如果发生在您的身上，那就是100%的风险。

　　再说说无痛的问题，很多人认为无痛就是无伤害，其实无痛只是多了麻醉师的配合，应用了"丙泊酚"这种静脉麻醉药，手术还是该怎么做就怎么做，因为有了"无痛"，所以您做手术又多了一份麻醉的风险，麻醉师会再和您签个麻醉知情同意书，当然了，麻醉的风险也极低。

付虹医生微课堂

　　人流有风险，选择需谨慎！当您进行无痛人流术时，您的子宫并没有睡着，她在哭泣，只是您睡着了，没有听到。

扫码问专家
细心指导答疑
为你排忧解难

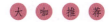

大咖推荐

1.筑牢"科普地基"，突破"卡脖子"瓶颈，为健康中国计、为女性健康添砖加瓦！

张师前 山东大学齐鲁医院主任、教授

2.女性生殖系统的健康，关系到人类的繁衍、男女两性的身心健康。不但女性应该了解自己的身体，男性也应该关注您的另一半。

贾大成 北京急救中心知名急救专家

3.不愚昧、不盲从，懂健康、享生活。与其不舒服了到网上瞎搜索，不如看看这本书，学点儿系统靠谱的妇科知识。

勾俊杰 网易健康主编

4.有趣、可靠的医学科普，让女士们更健康！

陈奇锐 医学界创始人、CEO

5.付虹老师是我见过最勤奋的科普作者，笔耕不辍，知性谦和，治学致广大而尽精微，写作既严谨且接地气，女性朋友不妨静下来，听听这位朋友的良言。

顾晓波 春雨医生副总裁

6.力的作用是相互的，爱也一样！

医路向前巍子

7. 付虹医生多年来在繁忙的临床工作之余，笔耕不辍，潜心科普，让无数患者受益。这本书从临床中困扰很多女性的常见问题入手，诙谐幽默，深入浅出，通俗易懂，非常接地气，是广大女性朋友的福音。

王强 微信公众号"三甲传真"创始人

8.红颜如花，健康就是美丽的基石。付虹医生的书，值得你一读再读！

龚晓明 沃医妇产名医集团联合创始人、沃医子宫肌瘤微无创治疗中心主任

9.不管是做好母亲、好妻子还是好女儿，都要首先呵护好自己——付虹医生的书，带你认识自己的身体，呵护自己的健康。

云无心 食品工程博士、科普作家

10.几乎所有的女性都得过妇科炎症，还有不少经常性发作。不过，从现在开始就不要担心了，妇产科美女医生出手了，深入浅出地教会你日常生活如何预防妇科炎症，明明白白地防病治病。你值得拥有！

邹世恩 复旦大学附属妇产科医院

11.温婉知性的妇科医生，以最懂你的方式，你最懂的话语，与你分享如何做一个美丽无忧的女性……从这本书开始，学会爱自己，爱别人，爱这个世界！

于梦非 健康报记者

12.专业与通俗、指导与呵护完美融合，付虹医生奉献给大家的不止是科普，更是笔底流淌出的对美的关爱。

高建林 南通大学党委副书记、副校长，南通大学附属医院党委书记，教授

13.这是一部非常实用的医学科普读物。作者从专业的角度，用通俗易懂的语言，将女性健康常见问题娓娓道来……更多的了解，更多的呵护。

刘阳 清华大学附属垂杨柳医院生殖中心副主任

14.如果让我推荐一个可以信赖的妇科医生，我推荐付虹；如果你的床头一定要放一本书，那不妨放付虹医生的这一本。

尚书 沈阳市第五人们医院内镜诊疗中心主任，
中央电视台CCTV12《夕阳红》签约嘉宾主持

15.付虹大夫呕心沥血多年，写出一个个生动翔实的经典案例，分享女性的常见妇科疾病，字里行间浸透着智慧爱心，细心呵护。女人才懂女人，如果你真的爱自己，可以翻开此书，多了解一些妇科科普知识，少走误区！

儿科雨滴医生

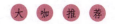

16.知己知彼，百战不殆！看完此书，让女性更加了解自己的身体！让男性更加懂得呵护另一半。强烈推荐，买它！

范玢琪　一点资讯健康频道主编

17.女人健康才美丽！付虹大夫以她的专业、细腻和体贴，帮助天下女人消除难言之隐，令她们更加美丽自信，温柔了岁月，惊艳了时光！

菊花使者　林国乐医生

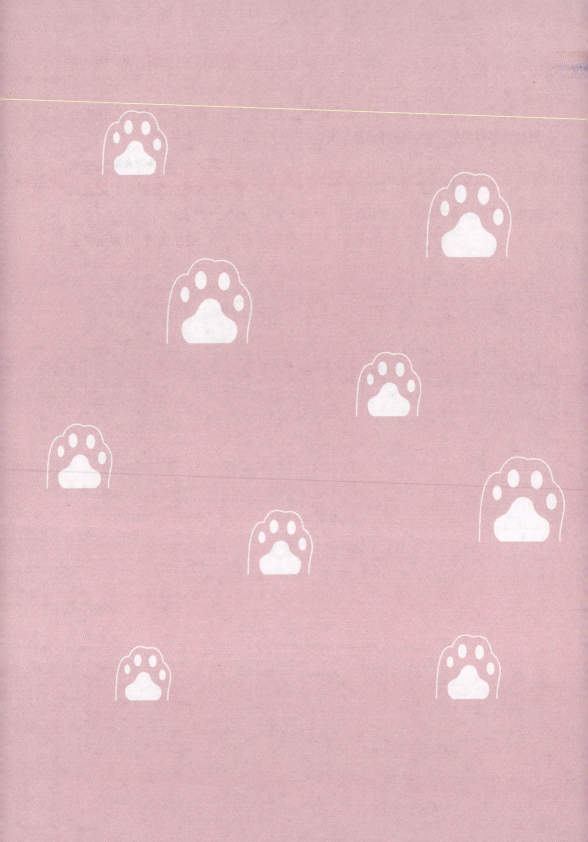